Diagnose: Diabetes

Dr. med. Heinz J. Krönke

DIAGNOSE: DIABETES

FALKEN
TaschenBuch

Im FALKEN Verlag sind weitere Titel zum Thema „Diabetes“ erschienen. Bitte fragen Sie in Ihrer Buchhandlung.

Für Markus

Dieses Buch wurde auf chlorfrei gebleichtem und säurefreiem Papier gedruckt.

Die Deutsche Bibliothek – CIP-Einheitsaufnahme

Krönke, Heinz J.:
Diagnose: Diabetes / Heinz J. Krönke. – Überarb. und aktualisierte Neuausg. – Niedernhausen/Ts. : FALKEN TaschenBuch, 1996
Früher u.d.T.: Krönke, Heinz J.: Diabetes
ISBN 3-635-60106-3

Überarbeitete und aktualisierte Neuausgabe 1996
ISBN 3 635 60106 3

Umschlaggestaltung: Zembsch' Werkstatt, München
Gestaltung: Horst Bachmann
Redaktion: Susanne Janschitz
Herstellung: Helmut Dreißigacker
Titelbild: Tony Stone, München/Tony Latham
Zeichnungen: Gerhard Scholz, Dornburg, S. 38, 43, 45, 46, 60
Grafiken: Novo Nordisk Deutschland, Mainz, S. 34, 35, 92
Fotos: Lilly Deutschland GmbH, Bad Homburg: S. 93 (Dia Pen 1 und Huma-Ject); **Hoechst AG,** Frankfurt/Main: S. 93 (OptiPens); **Novo Nordisk Deutschland,** Mainz: S. 93 (NovoPen 3); **Disetronic GmbH,** Sulzbach/Ts.: S. 95 (H-Tron V); **MiniMed GmbH,** Oberursel: S. 95 (MiniMed 506); **Medi-Sense (Deutschland) GmbH,** Taufkirchen: S. 97 (Pen Sensor und Precision Q-I-D)
Satz und Lithografie: Grunewald Satz & Repro GmbH, Kassel
Druck: Wiesbadener Graphische Betriebe GmbH, Wiesbaden

817 2635 4453 6271

Inhalt

Vorwort

Der ärztliche Ratgeber „Diagnose: Diabetes“ soll die Grundlage für eine erfolgreiche Zusammenarbeit zwischen Diabetiker, Diabetesberater und behandelndem Arzt schaffen. Der Text ist allgemein gut verständlich, so daß alle Patienten sich über ihre Stoffwechselstörung leicht informieren können und lernen, sie besser in den Griff zu bekommen. Das Wissen um die medizinischen Zusammenhänge erleichtert den Zugang zu einer dauerhaft guten Diabeteseinstellung, die ohne engagierte Mitarbeit des Patienten nicht möglich ist. Im Gegensatz zu medizinischen Fachbüchern steht die praxisorientierte Therapie im Mittelpunkt.

Über die Lehrinhalte unseres Intensivschulungskurses hinaus habe ich weiterführende Aspekte der Diabetologie beschrieben.

Das Buch entstand auf Wunsch und Anregung vieler Patienten, und ohne die vertrauensvolle Zusammenarbeit mit ihnen und dem Team des Diabetes Schulungs- und Therapiezentrums am Elisabeth-Krankenhaus, Essen wäre das Vorhaben nicht möglich gewesen. Mein besonderer Dank gilt Elisabeth Reuber, Anne Lütge-Twenhöven, Jutta Meinhövel, Susanne Loch; Herrn Prof. Dr. med. J. Bertrams, von dem ich lernte, Fragestellungen wissenschaftlich anzugehen, und dem Journalisten Herrn H. J. Breuer, der mich bei der Überarbeitung unterstützte. Schließlich bedanke ich mich bei Frau Dr. Susanne Jürgens, Frau Duwe-Schmand, Frau Seidel und den Schwestern des Steigenberger Kursanatoriums Bad Neuenahr.

Allen Lesern wünsche ich, daß dieses Buch für sie ein wirklicher Ratgeber wird.

Dr. med. H. J. Krönke

Bad Neuenahr, Mai 1996

Einleitung

Unter dem Fachausdruck Diabetes mellitus versteht man volkstümlich die Zuckerkrankheit. Sie ist eine Stoffwechselstörung und inzwischen zu einer echten Zivilisationskrankheit geworden. Einer der Hauptgründe dafür: unser Wohlstand und die damit verbundenen üppigen und oft falschen Ernährungsgewohnheiten. Untersuchungen haben ergeben, daß die Zahl der an Diabetes mellitus Erkrankten immer dann anstieg, wenn die Menschen keinen Nahrungsmangel hatten. In Notzeiten hingegen, wie etwa während und unmittelbar nach dem Zweiten Weltkrieg, sank sie wieder. Heute leiden bereits ca. 4 bis 5 Prozent der Bevölkerung in der Bundesrepublik Deutschland unter der Zuckerkrankheit. Statistiker haben errechnet, daß möglicherweise jeder fünfte Bundesbürger, der heute geboren wird, an Diabetes mellitus erkranken wird.

Das schlimmste an dieser Situation ist jedoch, daß die wenigsten Diabetiker über ihre Erkrankung genau Bescheid wissen. Deshalb leben sie nicht so, wie es ihr Gesundheitszustand eigentlich erfordert: Sie kontrollieren nicht ständig Blut- und Harnzucker, kennen deshalb nicht die für sie richtige Insulinmenge und ernähren sich falsch. Viele von ihnen haben noch nie etwas von einer speziellen Diabetesdiät gehört. Durch ungesunde Lebensführung kommt es zu erheblichen Gesundheitsrisiken und einem rapiden Ansteigen der bei Diabetes mellitus bekannten Spätschäden.

Bei diesen Spätkomplikationen handelt es sich um Durchblutungsstörungen fast aller Organe (insbesondere Extremitäten, Herz, Niere, Nerven, Auge). Beispielsweise ist das Erblindungsrisiko eines an Diabetes mellitus Erkrankten 25mal höher als bei anderen Menschen. Die Spätschäden senken darüber hinaus die Lebenserwartung um ein Drittel. Schließlich sind Gangränen (Gefäßschädigungen an den Extremitäten) fünfmal häufiger und Herzerkrankungen doppelt so oft bei Diabetikern im Vergleich zu Nicht-Diabetikern anzutreffen. Das muß nicht als unabänderliches Schicksal hingenommen werden. Denn eine auf die speziellen Besonderheiten jedes einzelnen Patienten abgestimmte Therapie kann einen Großteil der Komplikationen verhindern. Dabei ist jedoch die aktive Einbeziehung des Diabetikers in seine eigene Therapie von entscheidender Bedeutung. Erst durch intensive Schulung gelingt es, den Betroffenen für seine Erkrankung zu interessieren. Wichtige Themen einer solchen Schulung sind *Diätetik, Über- und Unterzuckerung, Selbstkontrollmethoden und Selbstanpassung der Insulindosis.*

Inzwischen gibt es in der Bundesrepublik die Möglichkeit, diese wichtigen Kenntnisse in Form eines strukturierten Unterrichtes in Diabeteszentren zu erlernen. Entsprechend der unterschiedlichen Problematik werden verschiedene Kurse durchgeführt: Jugendliche Typ I-Diabetiker erhalten eine andere Schulung als ein insulinpflichtiger Typ II-Diabetiker oder ein Typ II-Diabetiker, der mit Tabletten seinen Stoffwechsel normalisieren kann. Darüber hinaus gibt es spezielle Kurse für Insulinpumpenträger sowie in den Ferien Schulungen für Kinder und Jugendliche.

Es ist bewiesen, daß ein informierter Diabetiker besser mit seiner Erkrankung zurechtkommt. Bei verantwortungsvollen Patienten, die ihren Diabetes akzeptiert haben und bewußt damit leben, sind die gefürchteten Spätkomplikationen deutlich vermindert. Diese Tatsache sollte den einzelnen Diabetiker ermuntern, sich aktiv mit seiner Stoffwechselstörung auseinanderzusetzen.

Dieses Buch soll dabei eine Hilfe sein, denn es ist wie ein in den Diabeteszentren üblicher Schulungskurs aufgebaut. Alles, was Sie über die Zuckerkrankheit wissen müssen, wird in den nachfolgenden Kapiteln ausführlich und allgemeinverständlich erklärt. Der „Ratgeber Diabetes“ will und kann jedoch keinen Kursus in einem Diabeteszentrum ersetzen. Denn nur dort können Sie im Zusammenspiel von Theorie und Praxis Ihre Zuckerkrankheit wirklich in den Griff bekommen.

Das Buch versetzt Sie aber in die Lage, gut vorbereitet in eine solche Schulung zu gehen, während des Kurses über einen fundierten Ratgeber zu verfügen und über Jahre hinaus auf ein lückenlos informierendes Nachschlagewerk zurückgreifen zu können.

Krankheitsbild des Diabetes mellitus

Der Diabetes mellitus entsteht durch Mangel an Insulin, einem Hormon, das in der Bauspeicheldrüse (Pankreas) gebildet wird. Dieses Hormon hat vielfältige Aufgaben im Rahmen des Stoffwechsels. Die wichtigste ist jedoch die Senkung des Blutzuckers: Das Insulin macht die Zellwand der Körperzelle für Glukose (vom menschlichen Organismus aus der Nahrung gewonnene Zucker) durchlässig. Ist die Glukose in die Zelle gelangt, wird sie dort verbrannt. Bei diesem Prozeß gewinnt der Körper seine zum Leben notwendige Energie.

Eine Krankheit – aber zwei Typen

Bei Diabetes mellitus unterscheidet man den *Typ I* beziehungsweise *jugendlicher Diabetes* und den *Typ II* beziehungsweise *Altersdiabetes*. Während bei Typ I ein absoluter Insulinmangel vorliegt, ist beim Typ II eine körpereigene Insulinrestproduktion vorhanden.

Das völlige Fehlen von Insulin wird beim Typ I-Diabetes meist durch Selbstzerstörungsprozesse im Bereich der Bauchspeicheldrüse hervorgerufen: Die insulinproduzierenden Inselzellen werden bei entsprechender genetischer Veranlagung durch körpereigene Antikörper vernichtet. Die moderne Medizin kann diesen Prozeß mit Hilfe der Inselzellantikörper nachweisen.

Beim Typ II-Diabetes liegt häufig eine Überproduktion an Insulin vor. Trotzdem vermag es nicht an den entsprechenden Muskel- und Leberzellen zu wirken. Der Grund: durch Übergewicht des Diabetikers sind seine Insulinrezeptoren (Aufnahmeorgane für Insulin) nicht in der Lage, das In-

Typ I	Typ II
▶ absoluter Insulinmangel	▶ relativer Insulinmangel
▶ Diabetesbeginn vor dem 35. Lebensjahr	▶ Diabetesbeginn nach dem 35. Lebensjahr
▶ normgewichtig bzw. schlank	▶ meist übergewichtig

sulin als solches zu erkennen. So bleibt seine Wirkung an den Zellen aus. Die Mediziner nennen diesen Prozeß eine Insulinresistenz bei Übergewicht. Durch eine entsprechende Gewichtsabnahme kann jedoch die vorhandene Insulinverwertungsstörung wieder behoben werden.

So macht sich Diabetes mellitus bemerkbar

Infolge der Insulinfehlsteuerung kommt es zu erhöhten Zuckerwerten im Blut und gleichzeitigem Glukosemangel in den Körperzellen. Da die Glukose weiterhin aus dem Darm normal in die Blutbahn aufgenommen wird, treten besonders nach sehr kohlenhydrathaltigen Mahlzeiten hohe Blutzuckerwerte auf.
Mit ansteigendem Blutzucker wird im Bereich von 160 bis 180 mg/dl (Milligramm pro Deziliter – Maßeinheit für Blutzucker) die Nierenschwelle für Glukose überschritten, so daß der Körper Glukose mit dem Harn ausscheidet. Diese Nierenschwelle, die individuell unterschiedlich zwischen 160 bis 180 mg/dl liegt, kann bei Typ I-Diabetikern erniedrigt, bei Typ II-Diabetikern erhöht sein. Je höher der Blutzucker ansteigt, um so mehr wird Glukose über die Niere mit dem Harn ausgeschieden.
Da der Blutzucker die Eigenschaft besitzt, Wasser an sich zu binden, kommt es außer zur Zuckerausscheidung auch zu vermehrter Urinproduktion (Polyurie). Der Organismus versucht dies durch ein gesteigertes Durstgefühl mit übermäßiger Flüssigkeitsaufnahme (Polydipsie) auszugleichen.
Darüber hinaus führt der Glukosemangel in den Körperzellen zu Leistungsminderung, Mattigkeit und Abgeschlagenheit. Außerdem klagen viele Patienten über Konzentrationsschwäche oder Lustlosigkeit. Folgende Symptome können ebenfalls auftreten: Sehstörungen, Bauchschmerzen, Menstruationsstörungen, Impotenz, Wadenkrämpfe und Juckreiz.
Eine weitere Komplikation stellt die erhöhte Infektanfälligkeit dar (Harnwegsinfekte, Entzündungen der Haut oder der Schleimhäute).
Beim Typ I-Diabetiker treten diese Symptome sofort auf. Dagegen bahnen sie sich beim Typ II-Diabetiker langsam an. Vornehmlich bei Typ I kommt es auch zu Fett- und Eiweißstoffwechselstörungen: statt aus Glukose Energie zu gewinnen, werden körpereigene Fette und Eiweiße abgebaut. Die Folge sind Gewichtsabnahme und Muskelschwund.

Beim Fettabbau entstehen saure Abbauprodukte (Ketone, zum Beispiel Aceton), die mit dem Urin ausgeschieden werden. Im weiteren Verlauf dieses Prozesses häufen sich diese Ketone im Körper immer mehr an. Das führt zu einer Übersäuerung des Organismus bis hin zum diabetischen Koma (siehe Kapitel „Entgleisung des Diabetes mellitus“, S. 53 ff.).
Doch der Insulinmangel und die erhöhten Blutzuckerkonzentrationen führen nicht nur zu diesen akuten Folgewirkungen, sondern bei dauerhaft erhöhten Blutzuckerwerten auch zu Durchblutungsstörungen fast aller Organe bis hin zu Folgeerkrankungen des Herzens und Bluthochdruck (siehe Kapitel „Spätkomplikationen“, S. 71 ff.).

So wird Diabetes mellitus festgestellt

Aufgrund der genannten Beschwerden läßt sich ein Diabetes mellitus bereits vermuten. Durch einfache Laboruntersuchungen wird die Diagnose bestätigt oder ausgeschlossen. Das geschieht durch die Bestimmung des Blutzuckers vor und nach dem Essen sowie des Urinzukkers (bei Nicht-Diabetikern wird kein Urinzucker festgestellt). Der Nüchtern-Blutzucker liegt zwischen 60 und 100 mg/dl, der Blutzucker zwei Stunden nach dem Essen nicht höher als 140 mg/dl. Bei unsicheren Befunden hilft ein *oraler Glukose-Toleranztest* weiter: Nach einer Nüchtern-Blutzuckerbestimmung trinkt der Patient eine genau festgelegte Menge Zuckersirup (75 oder 100 g Glukose).
Nach einer und nach zwei Stunden wird der Blutzuckergehalt gemessen. Normalerweise steigt er nach einer Stunde nicht höher als 180 bis 200 mg/dl und sinkt nach einer weiteren Stunde unter 140 mg/dl. Ist der Zweistundenwert größer als 200 mg/dl, liegt ein gesicherter Diabetes mellitus vor. Bewegt er sich jedoch zwischen 140 und 200 mg/dl, so ist der Stoffwechsel zwar gestört, es liegt jedoch kein sicherer, sondern ein latenter (verborgener) Diabetes vor.
Bei Nachweis eines Diabetes mellitus muß unverzüglich mit der Behandlung begonnen werden (siehe Kapitel „Therapie“, S. 15 ff.). Das Ziel dieser Gegenmaßnahmen ist es, akute und chronische Beschwerden zu vermeiden.

Therapie

Die Behandlung der Stoffwechselerkrankung Diabetes mellitus kennt drei Formen der Therapie: Diät, Tabletten und Insulin. Welche jeweils in Frage kommt, hängt davon ab, zu welchem Diabetestyp der Patient gehört.
Entsprechend der Mangelfunktion der Bauchspeicheldrüse steht beim Typ I-Diabetiker das Insulin im Mittelpunkt der Therapie. Da es fehlt, wird es von außen zugeführt. Weil dieses Hormon ein Eiweißkörper ist, der aus vielen Aminosäuren besteht, kann es nicht in Tablettenform geschluckt werden. Es würde im Bereich des Verdauungstraktes wie andere Eiweißkörper zerstört werden und hätte somit seine Wirkung verloren. Deshalb wird das Insulin in das Unterhautfettgewebe injiziert. Diese täglichen Injektionen gehören beim Typ I-Diabetiker von Anfang an zur Behandlung seiner Erkrankung. Daneben spielen die weiteren, den Blutzucker beeinflussenden Faktoren Bewegung (Sport) und Diät eine wichtige Rolle.
Bewegung, Insulin und Diät müssen vom Patienten miteinander ins Gleichgewicht gebracht werden. Nur so erreicht er eine ausgeglichene Stoffwechselsituation und kann Komplikationen vermeiden.
Ganz anders ist die Therapie beim übergewichtigen Typ II-Diabetiker. Hier ist zunächst die Gewichtsreduktion das Wichtigste. Was Statistiken heutzutage klar belegen, nämlich den Zusammenhang von Übergewicht und Diabeteshäufigkeit, stellte der berühmte Arzt Paracelsus schon im 16. Jahrhundert allgemein für Erkrankungen fest. „Viele", so sagt er, „entstehen durch Mangel – aber mehr und schwerere durch Überfluß".
Für den Typ II-Diabetiker bedeutet das konkret: Durch Überernährung und Bewegungsarmut haben viele Patienten Übergewicht. Die bereits erwähnte Insulinresistenz führt dann zu einem langsam fortschreitenden Ausbruch des Diabetes. Die dringend notwendige Gewichtsabnahme kann durch körperliche Aktivität beschleunigt werden. Darüber hinaus sollte man eine Diät durchführen, bei der die Kohlenhydrate über den gesamten Tag verteilt sind. Erst wenn diese Therapieform mit Gewichtsreduktion, Bewegung und Diät nicht anspricht, ist der Einsatz von blutzuckersenkenden Medikamenten angebracht. Voraussetzung für diese Tablettenbe-

handlung ist jedoch, daß die Bauchspeicheldrüse des Patienten einen Rest von Insulin produziert. Bei vielen Zuckerkranken hat diese Form der Therapie über viele Jahre Erfolg gezeigt. Erst wenn die blutzuckersenkenden Medikamente nicht mehr ausreichen, muß der betreffende Diabetiker auf eine Insulinbehandlung umgestellt werden.

Typ I	Typ II
1. Insulin	1. Gewichtsreduktion
2. Diät	2. Diät
3. Bewegung	3. Bewegung
	4. Tabletten
	5. Insulin

Diät

Die Diät ist in der Diabetestherapie eine der wichtigsten Voraussetzungen für die erfolgreiche Behandlung eines Zuckerkranken. Grundkenntnisse der Diätetik sind für jeden Patienten ein notwendiges Muß. Eine der wichtigsten Voraussetzungen für ein Gelingen dieser Therapieform ist die Einsicht und Bereitschaft des Diabetikers zur Mitarbeit – auch wenn es manchmal unbequem ist und das heißgeliebte Stück Sahnetorte auf der Verbotsliste steht.

Doch wer jetzt befürchtet, auf Magerkost und Hungerportionen gesetzt zu werden, kann beruhigt sein: die Diabetesdiät ist nichts anderes als eine veränderte Normalkost. Sie beinhaltet – wie beim Nicht-Diabetiker – eine Mischkost aus den drei Grundnährstoffen Kohlenhydrate, Fette und Eiweiße. Hinzu kommen Spurenelemente, Vitamine, Mineralien und Wasser. Bei der Diabetesdiät sollen lediglich die schnell aufgenommenen Kohlenhydrate (Zukker) vermieden und die in der Nahrung vorhandenen sonstigen Kohlenhydrate auf mehrere Mahlzeiten verteilt werden.

Nur die Grundnährstoffe Kohlenhydrate, Fette und Eiweiße liefern Energie. Die offizielle Einheit zur Energieberechnung ist heute Kilojoule (kJ). Doch nach wie vor bleibt die Einheit Kilokalorie (kcal) gebräuchlicher. Je nach

Energiegehalt der Nährstoffe			
Kohlenhydrate (KH)	1 g KH	≈ 4 kcal	≈ 17 kJ
Eiweiß (EW)	1 g EW	≈ 4 kcal	≈ 17 kJ
Fett	1 g Fett	≈ 9 kcal	≈ 38 kJ
Alkohol	1 g Alkohol	≈ 7 kcal	≈ 29 kJ

Alter, Geschlecht, Körpergröße, Körpergewicht und Intensität der Muskelbeanspruchung hat jeder Mensch einen individuellen Kalorienbedarf. Darüber hinaus gibt es Situationen, wie Schwangerschaft oder Wachstumsperiode, in denen der Körper zusätzliche Energien benötigt. Dies alles gilt es bei einer Diabetesdiät zu berücksichtigen. Zunächst müssen Sie jedoch die einzelnen Nahrungsbestandteile kennenlernen:

Kohlenhydrate (KH)

Unsere Nahrung soll zu 40 bis 50 Prozent aus Kohlenhydraten bestehen. Da die Kohlenhydrate aufgrund ihres Gehaltes von Zuckerbausteinen einen erheblichen Einfluß auf den Blutzuckerspiegel ausüben, kommt ihnen bei der Diabetesdiät eine besondere Bedeutung zu.

Kohlenhydrate sind in Kartoffeln, Getreideprodukten, Brot, Obst, Reis, Milch, Milchprodukten – mit Ausnahme von Quark und Käse – sowie in den Gemüsesorten Zuckermais, Hülsenfrüchte und Schwarzwurzeln enthalten. Auch andere Nahrungsmittel können Kohlenhydrate enthalten, doch der KH-Gehalt ist entweder zu gering, oder sie werden durch die Verdauung nicht erschlossen. Dadurch bedingt, erhöhen alle anderen Nahrungsmittel den Blutzucker nur unwesentlich und können in der Diabetesdiät vernachlässigt werden.

Da Kohlenhydrate aus einer unterschiedlichen Anzahl von Zuckerbausteinen bestehen, werden sie unterteilt in:

- *Einfachzucker* (Monosaccharide), zum Beispiel Frucht- und Traubenzucker;
- *Zweifachzucker* (Disaccharide), zum Beispiel Malz-, Milch- oder Haushaltszucker;
- *Vielfachzucker* (Polysaccharide), zum Beispiel pflanzliche und tierische Stärke.

Ein- und Zweifachzucker nimmt der Darm schneller auf und gibt sie rascher ins Blut ab als Vielfachzucker. Denn während Vielfachzucker erst durch die Fermente des Verdauungskanals gespalten werden, gelangen Ein- und Zweifachzucker unmittelbar in die Blutbahn und erhöhen den Blutzuckerspiegel direkt.

Aus diesem Grund sollten Diabetiker auf Ein- und Zweifachzucker verzichten. Weder durch Insulin noch durch andere Medikamente können diese Blutzuckerspitzen reduziert werden. Deshalb ist es wichtig für einen Diabetiker, daß er die kohlenhydrathaltigen Lebensmittel kennt und sie für seinen persönlichen Diätplan berechnen kann. Nur so kommt er auf Dauer zu einem gleichmäßigen Blutzuckerprofil.

Maßeinheiten
Broteinheit (BE) für Kohlenhydrate: 1 BE = 1 Scheibe Brot (25 g) = 12 g KH ≈ 48 kcal
Kalorie: 1 kcal = 4,187 kJ
Joule: 1 kJ = 0,239 kcal

In den alten Bundesländern hatte sich die Rechengröße BE (Broteinheit) als große Hilfe in der Berechnung von kohlenhydrathaltigen Lebensmitteln bewährt. Eine BE enthält 12 g KH (s.o.). Dabei waren aber auch Ballaststoffe mitgerechnet, die den Blutzucker nicht erhöhen. In den neuen Bundesländern galt früher 1 KHE = 10 g KH (KHE = Kohlenhydrateinheit; in Österreich KE abgekürzt). Die Deutsche Diabetes-Gesellschaft empfiehlt, BE und KHE/KE als Schätzeinheiten anzusehen: Nahrungsmengen, die 10 bis 12 g enthalten, können gegeneinander ausgetauscht werden.
Bis man das Abschätzen beherrscht, bedarf es jedoch einer genauen Schulung und ständigen Trainings. Deshalb sollten in einem Kursprogramm für Diabetiker etwa sechs Stunden nur für Diätetik reserviert sein. Wichtig ist, daß der Patient das erlernte Wissen auch sofort in die Tat umsetzen kann. Dazu hat sich in der Praxis am besten ein Buffet bewährt, an dem die Diabetiker im Therapiezentrum ihre Mahlzeiten zusammenstellen können. Eine Diätassistentin steht dabei lediglich hilfreich zur Seite. Es soll nicht verheimlicht werden: Das ist für den Diabetiker anfangs sehr mühsam. Deshalb wird er in der ersten Zeit die Nahrungsmittel einzeln abwiegen müssen – auch wenn ihm das sehr lästig erscheint. Doch dadurch lernt er schneller, wieviel Kohlenhydrate in den Speisen enthalten sind. Später kann er vom Wiegen zum Schätzen nach Augenmaß übergehen. Zum Beispiel: je eine BE entspricht einer hühnereigroßen Kartoffel (etwa 65 g), einem Viertelliter Milch (etwa 250 g) oder einem mittelgroßen Apfel (etwa 100 g).
Früher teilte man die kohlenhydrathaltigen Nahrungsmittel in fünf Gruppen auf: 1. Getreideprodukte, 2. Obst, 3. Milch, 4. Zuckeraustauschstoffe und 5. Gemüse. Bei dieser Unterteilung ging man von der Überlegung aus, daß die Kohlenhydrate einer Gruppe gleichmäßig schnell in die Blutbahn aufgenommen werden. Um Blutzuckerschwankungen zu verringern, war der Diabetiker angehalten, Kohlenhydrate nur innerhalb einer Gruppe auszutauschen. So durfte beispielsweise ein Patient, der vom Krankenhaus auf eine Milch-BE für nachmittags eingestellt war, jeden Nachmittag lediglich in der Milchgruppe austauschen. Also:

Joghurt gegen Milch oder andere Milchprodukte. Ein Tausch gegen eine Scheibe Brot oder einen Apfel war nicht möglich. Da jedoch der Blutzuckeranstieg innerhalb einer Gruppe größere Unterschiede aufweisen kann als zwischen Nahrungsmitteln verschiedener Gruppen, gilt diese Einteilung heute als überholt.
Heute gibt es Austauschtabellen, die es dem Diabetiker ermöglichen, schnell und übersichtlich die gebräuchlichsten Nahrungsmittel nachzuschlagen. So gelingt es, die Speisen kennenzulernen, abzuschätzen und in den persönlichen BE-Plan einzubauen.

Fette

Nahrungsfett ist ein wichtiger Kalorienträger. Bei der Verbrennung von einem Gramm Fett werden 9,3 kcal frei. Deshalb müssen übergewichtige Diabetiker mit Fetten besonders vorsichtig sein. Normalgewichtige, schlanke Patienten können hingegen die Berechnung von Fetten vernachlässigen. Die wichtigsten fetthaltigen Nahrungsmittel sind Butter, Margarine, Öl und Schmalz. Doch nicht nur diese „sichtbaren", sondern auch die „versteckten" Fette sind zu berücksichtigen. Sie finden sich in hohen Anteilen in Fleisch, Wurstsorten, Käse und vielen Fischarten.

Das bedeutet für übergewichtige Diabetiker: meiden Sie möglichst alle fetten Käse- und Wurstwaren, Mayonnaisen und Remouladen. Reduzieren Sie Streich- und Bratfette. Bevorzugen Sie fettarme Lebensmittel, um eine Gewichtsreduktion anzustreben. Beispiele für eine sinnvolle Diätkost finden Sie in diesem Kapitel.
Bei der Gewichtsabnahme muß der Patient weniger Kalorien zu sich nehmen, als sein Körper benötigt. Eine Einsparung von etwa 6000 kcal entspricht einer Gewichtsabnahme von circa einem Kilogramm Körpergewicht.

Eiweiß

Eiweiß ist in tierischen Produkten wie Fleisch, Fisch, Milch und Eiern sowie in pflanzlichen Lebensmitteln wie Nüsse und Hülsenfrüchte enthalten. Auch hier gilt: bevorzugen Sie eiweißhaltige Nahrung mit möglichst geringem Fettanteil. Eiweiß ist im Gegensatz zu Fett und Kohlenhydraten nicht nur Kalorienträger, sondern auch zum Aufbau bestimmter Körpersubstanzen absolut notwendig. Da Eiweiß im Körper nicht gespeichert wird, muß es durch die Nahrung täglich neu zugeführt werden. Bei zu geringer Eiweißaufnahme kann es durch Abbau von körpereigenem Eiweiß zu erheblichen Mangelerscheinungen kommen. Die benötigte Eiweißmenge entspricht beim Diabetiker der des gesunden Menschen und sollte 0,8 bis 1,5 g je Kilogramm Körpergewicht betragen. Das entspricht ungefähr 20 Prozent des Kalorienbedarfs (bei Verbrennung von 1 g Eiweiß werden 4,1 kcal frei).

Zuckeraustauschstoffe und Süßstoffe

Auch ein Diabetiker will nicht Zeit seines Lebens auf etwas Süßes verzichten. Haushalts- und Traubenzucker sind, wie gesagt, nicht geeignet. Nicht nur weil sie zu einem schnellen Blutzuckeranstieg führen, sondern auch, weil sie lange in der Blutbahn bleiben. Denn sie können nur mit Hilfe von Insulin in die Körperzellen gelangen. Und weil es dem Diabetiker daran mangelt, geht dieser Stoffwechselabbau sehr langsam vor sich. Die Alternative zum Zucker heißt: Zuckeraustauschstoffe und Süßstoffe.
Zu den Zuckeraustauschstoffen zählen Fructose (= Fruchtzucker) und Sorbit. Sie enthalten den gleichen Kalorienwert wie der Haushalts- und Traubenzucker und müssen deshalb beim Festlegen des Kalorienbedarfs und im Rahmen des BE-Planes entsprechend angerechnet werden (12 g eines Zuckeraustauschstoffes entsprechen 1 BE). Im Gegensatz zum Haushalts- und Traubenzucker haben sie jedoch den Vorteil, den Blutzuckerspiegel kaum zu erhöhen, da sie langsamer verarbeitet werden und ohne Insulin in die Zellen gelangen können. Bei den Süßstoffen sind die chemischen Produkte Saccharin und Cyclamat zu nennen. Sie sind kalorienfrei und brauchen bei der Erstellung eines BE-Planes nicht berücksichtigt zu werden. Früher wurde teilweise die Auffassung vertreten, die Süßstoffe seien gesundheitsschädlich. Das konnte inzwischen widerlegt werden.
Nicht nur für Diabetiker, sondern auch für die meisten übergewichtigen Nicht-Diabetiker sind diese Süßstoffe zu empfehlen. Ein weiterer Süßstoff ist Aspartam. Im Gegensatz zu Cyclamat und Saccharin ist jedoch Aspartam nicht hitzebeständig.
Inzwischen gibt es ein umfangreiches Angebot an diätetischen Lebensmittel: Getränke, Konserven, Schokolade und Backwaren. Sie sind häufig eine Bereicherung und Erleichterung in der Diabetesdiät. Doch nicht alle diese Produkte lohnt es sich zu kaufen. Denn statt beispielsweise Diabetikerbrote, -mehl oder -reis zu kaufen, kann man normales Brot, Mehl oder Reis nehmen, solange man später bei der Zusammenstellung des BE-Planes die darin

enthaltenen Kohlenhydrate berücksichtigt. Darüber hinaus sind Diabetikerprodukte häufig sehr teuer. Preisvergleiche lohnen sich also.

Zusammenfassend sei gesagt: Vermeiden Sie zuckerhaltige Lebensmittel, benutzen Sie in sinnvollem Rahmen spezielle diätetische Produkte, und ernähren Sie sich ansonsten unter Berücksichtigung aller oben erwähnten Faktoren von normaler Kost. Oftmals wird der Aufdruck „Diät" auf diätetischen Lebensmitteln mit kalorienreduziert gleichgesetzt. Selbst übergewichtige Typ-II-Diabetiker verzehren in dem Glauben, weniger Kalorien zu sich zu nehmen, Diät-Zucker oder Diät-Süßigkeiten.

Berechnung des Kalorienbedarfs und Erstellung eines BE-Planes

Für die Festlegung des Kalorienbedarfs ist das Idealgewicht (= Sollgewicht) entscheidend.

Als Idealgewicht bezeichnet man das um 10 Prozent verminderte Normalgewicht, errechnet nach der Broca-Formel:

Berechnung von Ideal- und Normalgewicht		
Normalgewicht	=	Körpergröße minus 100
Idealgewicht (Männer)	=	Normalgewicht minus 10 Prozent
Idealgewicht (Frauen)	=	Normalgewicht minus 15 Prozent
Beispiel: 35jähriger Patient, Körpergröße 1,80 Meter, Beruf Lehrer:		
Normalgewicht	=	180 minus 100
Normalgewicht	=	80 kg
Idealgewicht	=	80 kg minus 8
Idealgewicht	=	72 kg

Berechnung des Energiebedarfs bei Kindern (nach P. White)
Energiebedarf (pro Tag) = 1000 Kalorien (Grundkalorien) plus Alter (in Jahren) x 100
Beispiel: 8jähriges Kind Energiebedarf: 1000 kcal + 8 x 100 kcal = 1800 kcal

Ausgehend von den 72 kg Idealgewicht im Beispiel auf Seite 21 soll nun der Kalorienbedarf errechnet werden. Da der Kalorienbedarf von der körperlichen Arbeitsleistung und der Intensität der Muskeltätigkeit abhängig ist, erfordert eine Tätigkeit mit hoher körperlicher Anstrengung einen höheren, eine Arbeit ohne körperliche Belastung einen niedrigeren Energiebedarf. Demnach hat also ein Bankangestellter mit vornehmlich sitzender Tätigkeit einen anderen Kalorienbedarf als ein Maurer, der den ganzen Tag körperlich schwer arbeitet. Bei **Kindern** wird der Kalorien- bzw. Energiebedarf gesondert berechnet (siehe Tabelle S. 21).

Sogenannte Kalorienfaktoren helfen bei der weiteren Umrechnung. Der Kalorienfaktor beträgt für leichte körperliche Arbeiten 32 (zum Beispiel Lehrer, Verwaltungsangestellter, Bankkaufmann), für mittelschwere Arbeit 40 (zum Beispiel Schreiner, Gärtner) und für Schwerstarbeit 45 (zum Beispiel Straßenbauer, Maurer). Sie gelten für Frauen und Männer. In unserem Beispiel (Lehrer) wird das Idealgewicht mit dem Kalorienfaktor 32 multipliziert: 72 x 32 = 2100 bis 2200 kcal. Um ein Idealgewicht zu halten, sollte unser Lehrer also täglich 2100 bis 2200 kcal zu sich nehmen.

Nach Festlegung des Kalorienbedarfs muß die Aufteilung in Kohlenhydrate, Fette und Eiweiße erfolgen:

KH = 45 %
Fette = 35 %
Eiweiße = 20 %

das ergibt:

45 % von 2200 = 990 kcal
35 % von 2200 = 770 kcal
20 % von 2200 = 440 kcal
2200 kcal

Nach der prozentualen Aufteilung in Kalorien gilt es, die Anteile jeweils in Gramm umzurechnen. Dabei müssen jedoch die unterschiedlichen Brennwerte der Hauptnährstoffe berücksichtigt werden:

1 g KH = 4,1 kcal
1 g Fett = 9,3 kcal
1 g Eiweiß = 4,1 kcal

demnach ergeben sich:

990 kcal KH : 4 = 250 g KH
770 kcal Fett : 9 = 85 g Fett
440 kcal Eiweiß : 4 = 110 g Eiweiß

Abschließend erfolgt die Umrechnung der Gramm KH in Broteinheiten:

12 g KH = 1 BE
250 g KH ≈ 250 : 12 = 20 bis 21 BE

Die Aufteilung dieser Broteinheiten über den Tag könnte folgendermaßen aussehen:

Erstes Frühstück:
5 oder 4 KHE/KE
Zweites Frühstück:
2 oder 3 KHE/KE
Mittagessen:
5 oder 4 KHE/KE
Vesper:
2 oder 3 KHE/KE
Abendbrot:
5 oder 4 KHE/KE
Spätmahlzeit:
2 oder 3 KHE/KE

Diese ganzen Rechnungen mögen beim ersten Lesen kompliziert erscheinen, sind es aber keineswegs. Das Beispiel des Lehrers läßt sich leicht auf die eigenen Daten übertragen, wenn man bei der Umrechnung die richtige Reihenfolge einhält:

1. Errechnung des Idealgewichtes;
2. Multiplikation mit dem Kalorienfaktor;
3. Aufteilung der Kalorien auf KH, Fette und Eiweiß;
4. Umrechnung der Kalorien in g;
5. Umrechnung von Gramm KH auf BE oder KHE/KE.

Wenn der BE-Plan nach der oben gezeigten Rechnung erstellt wurde, muß sich der Patient so oft wie möglich mit Hilfe einer Austauschtabelle bezüglich der BE trainieren. Zunächst wird es dabei noch etwas umständlich zugehen, denn er muß die einzelnen Lebensmittel mit Hilfe einer Diätwaage abwiegen. Doch nach und nach hat man soviel Erfahrung gesammelt, daß man die einzelnen Werte abschätzen kann.

Eine Verteilung der Kohlenhydrate auf mehrere Mahlzeiten ist deshalb erforderlich, weil man so den nach dem Essen zu erwartenden Anstieg der Blutzuckerwerte in Grenzen halten kann. Doch nicht nur für den Diabetiker, auch für alle anderen Menschen gilt die Regel: Anstatt wenige große Mahlzeiten lieber viele kleine über den Tag verteilt! Patienten mit körpereigener Rest-Insulin-Bildung können dadurch ihre Bauchspeicheldrüse schonen, während insulinpflichtige Diabetiker die Kohlenhydrate als Zwischenmahlzeit einnehmen müssen, um eine Unterzuckerung zu vermeiden.

Im übrigen sollten *ballaststoffhaltige Lebensmittel* bevorzugt werden. Ballaststoffe sind vor allem in pflanzlichen Lebensmitteln wie Obst und Gemüse enthalten. Dementsprechend ist Vollkornbrot besser als Weißbrot für Diabetiker geeignet. Untersuchungen haben ergeben, daß durch Pflanzenfaser-Ballaststoffe sowohl die Blutfette als auch der Blutzuckerspiegel weniger schnell steigen.

Reduktionskost

Etwa 80 Prozent der Diabetiker sind übergewichtig. Diese überflüssigen Pfunde bedeuten eine Mehrbelastung für alle Organe des Körpers: Das Herz muß eine vermehrte Blutmenge gegen einen erhöhten Widerstand pumpen, die Blutfettwerte steigen und begünstigen die Gefäßverkalkung. Auch das Skelettsystem mit seinen Gelenken leidet, denn es hat zusätzliches Gewicht zu tragen. Insgesamt resultiert aus der Fettleibigkeit eine von den meisten „Vollschlanken" nicht bedachte Leistungsminderung.

Darüber hinaus wird die Bauchspeicheldrüsenfunktion gestört, so daß oft erst durch das Übergewicht ein Diabetes entstehen kann. Viele Menschen nehmen leider ihr Übergewicht auf die leichte Schulter und fördern die oben erwähnten Risiken. Die Reduktion des Körpergewichts wirkt hier wahre Wunder: Häufig kann infolge einer Gewichtsreduktion ein bisher insulinpflichtiger Diabetiker mit Tabletten gut eingestellt werden und ein bisher tablettenpflichtiger kommt ausschließlich mit Diät aus.

Auch wenn das Abnehmen oft schwerfällt – man sollte es nie unversucht lassen. Dabei kann eine Motivation durch verständnisvolle Mitmenschen eine wertvolle Unterstützung sein. Bewegung, Sport und körperliche Tätigkeiten beschleunigen das „Wegschmelzen" des überflüssigen Fettes erheblich, weil ein Teil der aufgenommenen Kalorien sofort verbrannt und deshalb nicht gespeichert wird.

Empfehlenswert ist eine Reduktionskost von zunächst 800 Kalorien (entsprechend 6 bis 7 BE) für die ersten Tage. Danach sollte auf 1000 bis 1200 Kalorien (entsprechend 8 bis 10 BE) erhöht werden. Der Grund: eine langsame, beständige Gewichtsabnahme ist besser als eine rapide, die im Endeffekt doch nicht eingehalten werden kann. In jedem Fall ist es ratsam, dieses Vorhaben mit dem behandelnden Arzt abzusprechen.

Ziel der Reduktion ist es, weniger zu essen, als der Körper an Kalorien verbraucht, so daß sich die körpereigenen Fettreserven abbauen. Da jedoch die Abbauprodukte der Fette ausgeschwemmt werden müssen, ist es sehr wichtig, daß gleichzeitig viel Mineralwasser oder ungesüßter Tee getrunken wird. Die tägliche Flüssigkeitsmenge sollte mindestens zwei bis drei Liter betragen.

Eine Null-Diät ohne Kalorienaufnahme über einen längeren Zeitraum hinweg lehnt man heute allgemein ab. Denn es wird dabei nicht nur Fett, sondern auch körpereigenes Eiweiß, wie zum Beispiel Muskeleiweiß abgebaut.

Dies kann zu einer erheblichen Schwächung des Organismus führen. Um das auszugleichen, müßten dem Körper Vitamine und Spurenelemente zugeführt werden. Eine weitere Folge des Eiweißabbaus ist ein schädlicher Anstieg der Harnsäure.
Auch bei der Gewichtsreduktion gilt der Grundsatz: mäßig, aber regelmäßig!
Als Exempel für eine vernünftige Reduktion das Beispiel einer 55-jährigen Hausfrau mit einer Körpergröße von 1,66 Metern und einem Gewicht von 75 kg. Die empfohlene Reduktionskost soll 1000 kcal betragen:
Bei einem 45%igen Kohlenhydrat-Anteil in der Nahrung darf die Patientin 450 kcal an Kohlenhydraten, entsprechend 9 BE, zu sich nehmen. Die Verteilung der KH auf sechs Mahlzeiten könnte folgendermaßen aussehen:

Erstes Frühstück	=	2 BE
Zweites Frühstück	=	1 BE
Mittagessen	=	2 BE
Vesper	=	1 BE
Abendessen	=	2 BE
Spätmahlzeit	=	1 BE

Die empfohlene Kalorienmenge von 1000 darf nicht überschritten werden. Außerdem muß auf den Fett- und Eiweißgehalt der Nahrung geachtet werden, sonst kann trotz der Reduktion der Kohlenhydrate auf 9 BE das Gewicht wieder ansteigen.

Viele Patienten fragen immer wieder: „Kann ich die Menge der Gewichtsabnahme berechnen?“ Die Antwort ist „Ja“. Es ist bekannt, daß zur Gewichtsabnahme von 1 kg Fett der Körper 6000 kcal weniger aufnehmen muß.
Im Fall der 55jährigen Hausfrau bedeutet das: ihr Kaloriengehalt errechnet sich aus dem Idealgewicht von 60 kg durch Multiplikation mit dem Kalorienfaktor 32. Der ermittelte Kalorienbedarf beträgt also 1900 kcal. Hält die Hausfrau jedoch ihre Reduktionsdiät von 1000 kcal ein, verzichtet sie täglich auf 900 Kalorien. In sieben Tagen hat sie demnach 6300 kcal eingespart, beziehungsweise ein Kilogramm an körpereigenem Fett abgenommen.

Alkohol

Wenn man Diabetikern Richtlinien für eine gesunde und vernünftige Ernährung gibt, dann darf auch ein offenes Wort zum Thema „Alkohol“ nicht fehlen. Denn er spielt als Genußmittel in der Bevölkerung eine große Rolle, so daß auch der Diabetiker immer wieder damit konfrontiert wird.
Nun geht es nicht darum, einem Diabetiker Alkohol grundsätzlich zu verbieten. Aber er muß über die Gefahren, die dieses Genuß-

mittel für ihn birgt, genau informiert sein. Denn: *Alkohol kann zu Unterzuckerung führen!* Für diese Reaktion des Körpers gibt es zwei Gründe: Die Hemmung des Glukose-Neuaufbaus sowie die fehlende Freisetzung von Glukose aus der Leber nach körperlicher Belastung oder nach längerer Zeit ohne Kohlenhydrate.
Um der Gefahr der Unterzuckerung vorzubeugen, empfiehlt sich ein maßvoller Alkoholgenuß mit gleichzeitiger Kohlenhydrataufnahme. Doch aufgrund des hohen Energiegehaltes des Alkohols von 7 kcal pro Gramm müssen sich vornehmlich übergewichtige Diabetiker durch Verzicht auf fetthaltige Nahrungsmittel diesen Genuß „erkaufen".
Doch nicht alle alkoholischen Getränke sind für diejenigen Diabetiker, die sie maßvoll genießen dürfen, auch gleichermaßen gut geeignet. Süße Getränke, die wegen ihres Zuckergehaltes den Blutzucker erhöhen, gehören leider auf die Verbotsliste. Erlaubt sind hingegen wegen ihres reduzierten Kohlenhydratgehaltes Diätbiere. Außerdem Weine, deren Restzuckergehalt nicht mehr als 8–9 Gramm je Liter beträgt und deren Alkoholgehalt 12 Prozent nicht übersteigt.
Aber: Bei Fettstoffwechselstörungen sowie Leber- und Bauchspeicheldrüsenerkrankung muß auf Alkohol verzichtet werden.

Grundregeln der Diabetesdiät

1. Vermeidung von Zucker, dafür
   - Zuckeraustauschstoffe (z. B. Fructose, Sorbit), die berechnet werden müssen, oder
   - Süßstoffe (z. B. Cyclamat, Saccharin), die nicht berechnet werden
2. Verteilung der Mahlzeiten
   - 6–7 kleinere Mahlzeiten (anstelle von 3 großen Mahlzeiten)
3. Berechnung der Diät
   - zum Erreichen oder zum Erhalten des Normal- oder Idealgewichts

   Die Nährstoffe werden berechnet
   - Kohlenhydrate in BE oder Gramm
   - Fett in Gramm
   - Eiweiß in Gramm

Achtung: Alkohol muß ebenfalls berechnet werden!

Tabletten

Eine Therapie mit Tabletten kann eine Diabetesdiät nicht ersetzen. Außerdem kommt für eine Tablettenbehandlung lediglich der Typ II-Diabetiker in Frage, da er über eine restliche Eigeninsulinproduktion verfügt. Da 80 Prozent der zum Typ II gehörenden Patienten übergewichtig sind, muß zunächst eine Gewichtsabnahme angestrebt werden. Sie wird erreicht durch eine gezielte Diät und zusätzliche körperliche Aktivitäten. Alles, was man dazu wissen muß, ist im Kapitel „Diät" (s. S. 16 ff.) beschrieben. Bevor eine Tablettenbehandlung begonnen wird, müssen alle Möglichkeiten einer Diättherapie ausgeschöpft sein. Folgende Wirkstoffe werden bei der Behandlung mit Tabletten eingesetzt: Guar, Acarbose, Metformin und Sulfonyl-Harnstoff.

Guar (Glucotard)

Der Wirkstoff Guar kommt nicht in Tablettenform, sondern als Granulat auf den Markt. Guarmehl ist ein pflanzlicher Faserstoff und wird aus dem Samen der Guarbohne gewonnen. Es hat die Eigenschaft, als Ballaststoff vom Magen-Darm-Kanal nicht aufgenommen zu werden. Durch die Quelleigenschaften des Guarmehls wird die Nahrung vom Magen an den Darm verzögert abgegeben, so daß ein längeres Sättigungsgefühl mit verminderter Nahrungsaufnahme entsteht.
Im Darm selbst werden die Kohlenhydrate, verzögert durch die Darmwand aufgenommen. Daraus resultiert ein langsamerer Blutzuckeranstieg. Außerdem ist eine Senkung der Blutfette beobachtet worden.
Guar selbst wird nicht verdaut – sondern als Vielfachzucker unverändert ausgeschieden. Das führt, vor allem zu Beginn der Einnahme, zu Blähungen, Völlegefühl sowie eventuell zu Übelkeit oder Durchfall. Aus diesen Gründen beginnt eine Behandlung mit kleinen Mengen (3 x 1/3 Beutel je Tag) und wird später auf 3 x 1 Beutel je Tag gesteigert. Guar ist vor den Mahlzeiten mit viel Flüssigkeit einzunehmen.

Acarbose (Glucobay)

Ein weiteres Granulat ist der Wirkstoff Acarbose. Er hemmt die Glukosefreisetzung aus Vielfachzuckern. Als Zusatztherapeutikum in Verbindung mit der Diät hat er einen positiven Effekt auf die Diabeteseinstellung. Auf eine einschleichende Einnahme ist zu achten.
Der Glukosespiegel läßt sich mit Acarbose um 20 % senken, und

die Blutzuckerwerte nach der Mahlzeit sind niedriger.

Metformin (Glucophage S)

Ein andersartiger therapeutischer Weg zur oralen Behandlung von Typ II-Diabetikern wird mit der zu den Biguaniden gehörenden Substanz Metformin *(Glucophage S/mite)* beschritten.
Diese Substanz sorgt primär für eine verbesserte Wirkung des körpereigenen Insulins und man ist daher darauf angewiesen, daß die Bauchspeicheldrüse noch gewisse Restmengen an Insulin ausschüttet.
Außerdem verlangsamt Metformin die Aufnahme von Kohlenhydraten im Darm und hemmt im Stoffwechsel selbst den Glukoseaufbau.
Im Gegensatz zu den Sulfonyl-Harnstoffen (s. u.) treten keine vorübergehenden Unterzuckerungen auf, die den Appetit übermäßig anregen. So wird neben einer Gewichtsabnahme auch eine Verbesserung von Fettstoffwechselstörungen beobachtet. Meist wird Metformin in Kombination mit Sulfonyl-Harnstoffen verabreicht, eine Monotherapie ist jedoch auch möglich. Da das Präparat eine Gewichtsabnahme fördert, kann sein Einsatz besonders bei Patienten mit Übergewicht nützlich sein.

Sulfonyl-Harnstoffe

Sulfonyl-Harnstoffe werden seit 30 Jahren in der Behandlung des Typ II-Diabetikers eingesetzt. Für Typ I-Diabetiker sind sie ungeeignet, weil diese über kein körpereigenes Insulin verfügen.
Und so wirken die Sulfonyl-Harnstoffe: Bei noch vorhandener Insulinbildung in der Bauchspeicheldrüse wird bei Einnahme des Wirkstoffes das in dem Pankreas gespeicherte Insulin vermehrt abgegeben – möglicherweise auch die Bildung von Insulin gesteigert.
Die heute gebräuchlichsten Präparate sind:
Euglucon N
Semi-Euglucon N
Glutril
Pro-Diaban
Glurenorm
Diabetoral

Augenblicklich ist *Euglucon N* das in der Bundesrepublik am weitesten verbreitete Sulfonyl-Harnstoff-Medikament. Mehrere Firmen haben die darin enthaltene Wirksubstanz Glibenclamid übernommen und bieten dieses Medikament ebenfalls an. Aufgrund seiner intensiven Wirkung muß es am Anfang einer Therapie in kleinen Mengen eingenommen werden.
Die Firma Hoechst will 1996 unter dem Namen *Amaryl* ein neues

Sulfonyl-Harnstoff-Präparat mit dem Wirkstoff Glimepirid auf den Markt bringen, das eine längere Wirkungsdauer verspricht trotz niedrigerer Dosierung und schnelleren Wirkungseintritts. Da es eine stark blutzuckersenkende Wirkung hat, kann die Stoffwechsellage bei einer nur einmaligen Tageseinnahme schneller und intensiver verbessert werden.

Zwei Beispiele aus der Praxis:

1. Ein 65jähriger Patient suchte seinen Hausarzt auf, weil er ständig unter Durstgefühl, Leistungsabfall und Müdigkeit litt. Außerdem stellte sich nach Befragen durch den Arzt heraus, daß der Mann tagsüber, aber auch nachts, auffallend öfter als früher zum Wasserlassen auf die Toilette gehen mußte. Nach einer Blutentnahme stellte der Hausarzt einen Blutzuckerwert von 285 mg/dl fest. Eine Messung ergab, daß im Urin auch Zucker ausgeschieden wurde.

Bei weiteren Kontrollen bestätigten sich die erhöhten Werte und damit die Diagnose Diabetes mellitus Typ II. Da der Patient bei einer Körpergröße von 1,80 Metern mit 84 kg leicht übergewichtig war, wurde zunächst eine Gewichtsreduktion von 3 kg durchgeführt. Eine Diätassistentin klärte ihn entsprechend über eine Diabetesdiät auf.

Anschließend begann der Hausarzt sehr vorsichtig eine Therapie mit Tabletten, indem er zunächst in der ersten Woche eine halbe Tablette am Tag verordnete. Nach einer weiteren Woche wurde die Dosis auf eine Tablette am Tag gesteigert. Auch bei dieser Dosierung stellte der Arzt noch unbefriedigende Blutzuckerwerte bis zu 200 mg/dl fest. Erst eine weitere Steigerung auf zwei Tabletten am Tag brachte den gewünschten Erfolg einer Blutzuckereinstellung mit Blutzuckerwerten zwischen 100 und 160 mg/dl.

2. Eine 76jährige, normgewichtige Patientin mit Herzschaden wurde wegen Herzrhythmusstörungen, Übelkeit, Schweißausbrüchen und Angstgefühl ins Krankenhaus eingeliefert. Das EKG bestätigte die vom einweisenden Arzt festgestellten Herzrhythmusstörungen. Der Blutzuckerschnelltest ergab einen Wert unter 40 mg/dl. Nach einer Traubenzuckergabe ging es der Patientin sofort besser. Zwei Stunden später wurden auf dem EKG-Monitor wieder Herzrhythmusstörungen sichtbar. Gleichzeitig fiel der Blutzucker erneut unter 40 mg/dl. Und wieder klagte die Patientin über Schweißausbrüche, Übelkeit, Heißhunger und Angstgefühl. Was war passiert? – Der Hausarzt hatte einmalig einen Blutzuckerwert von 315 mg/dl gemessen und daraufhin eine Tablette Euglucon am Tag verordnet. Da die Patientin jedoch bezüglich einer Diabetesdiät nicht aufgeklärt war, hielt sie ihren gewohnten Lebensrhythmus mit drei Hauptmahlzeiten ohne Zwischenmahlzeiten weiterhin bei. Sie war dadurch in eine Unterzuckerung geraten, die bei dieser herzkranken Patientin zu Herzrhythmusstörungen führte.

Fazit: Tabletten (Sulfonyl-Harnstoffe) können ebenfalls zu Unterzuckerung führen, wenn nicht gleichzeitig eine Diabetesdiät eingehalten wird. Außerdem muß eine Tablettenbehandlung mit einer geringen Dosis begonnen werden.

Insulin

Ein Blick in die Geschichte . . .

Paul Langerhans beschrieb 1869 in seiner Doktorarbeit erstmals die Inselzellen in der Bauchspeicheldrüse, ohne jedoch ihre Bedeutung zu erkennen. Heute wissen wir, daß in diesen Inselzellen, die in normalem Bauchspeicheldrüsengewebe eingebettet sind, Insulin und andere Hormone gebildet werden. Nach ihrem Entdecker heißen sie „Langhans-Inseln". Außerhalb dieser Inseln werden Verdauungsfermente gebildet. 1921 wurde zum ersten Mal eine in der Bauchspeicheldrüse gebildete Substanz isoliert, die die Eigenschaft besaß, den Blutzucker zu senken. Das Insulin war entdeckt.

Am 21. Januar 1922 wagten Banting und Best in Amerika erstmals die Anwendung des Insulins am Menschen. Der Patient war ein 13jähriger Junge, der seit zwei Jahren an Diabetes mellitus litt. Bei der damals hoffnungslosen Prognose des Typ I-Diabetes war er ohne Insulin dem Tode geweiht. Nach Injektion des Insulins ging es dem abgemagerten und kraftlosen Jungen besser. Sein Blutzucker wurde von 520 auf 120 mg/dl gesenkt, er nahm an Gewicht zu und konnte schon bald das Krankenhaus verlassen.

Insulingewinnung

Insulin wird aus den Bauchspeicheldrüsen von Tieren gewonnen. Es ist ein Eiweiß, das aus 51 Bausteinen (Aminosäuren) besteht. Da es wie alle Eiweißkörper im Verdauungstrakt gespalten wird, kann Insulin – um dies zu vermeiden – nur durch die Haut injiziert werden.

Die Medizin unterscheidet zwischen Rinder-, Schweine- und Human-Insulin. Insulin vom Rind differiert in drei, Schweine-Insulin hingegen nur in einem Baustein vom menschlichen Insulin. Seit 1982 stellt die Industrie Human-Insuline mit einer dem menschlichen Insulin identischen Eiweißstruktur her. Zwei Firmen (Hoechst, Novo Nordisk) gehen bei der Herstellung von Human-Insulin von Schweine-Insulin aus und korrigieren auf biologisch-chemischem Wege (= semisynthetisch) den sich unterscheidenden Baustein. Eine weitere Insulinfirma (Lilly) stellt gentechnologisch (= biosynthetisch) Human-Insulin her. Dabei produzieren Bakterienstämme das Human-Insulin, nachdem ihnen die Information zu dessen Bildung übertragen wurde. Aufgrund der Nebenwirkungen von tierischem Insulin (vornehmlich Rinder-Insulin) werden heute Human-Insuline bevorzugt. Bei Human-Insulinen können sich die Symptome der Unterzuckerung ändern, so daß es in diesen Fällen sinnvoll erscheint, auf hochgereinigte Schweine-Insuline umzusteigen.

Die Wirkung des Insulins

Insulin senkt den Blutzucker, indem es die Glucose in die Körperzellen transportiert. Ähnlich einem Türschloß, das erst durch den Schlüssel geöffnet wird, führt das Insulin zu einer Öffnung der Zelle, so daß Glukose aus der Blutbahn in diese gelangen kann. Der Zucker, den man direkt oder in Form anderer Kohlenhydrate mit der Nahrung aufnimmt, ist der wichtigste Energielieferant. Bei der Zellatmung wird der Zucker in der Zelle in langsamen Schritten zu Kohlendioxyd verbrannt. Diese Verbrennung (= Oxidation) setzt die Energie frei, die der Körper zur Aufrechterhaltung seiner Funktionen benötigt. Ein Teil dieser Energie wird in Wärme umgewandelt, die Körpertemperatur.

Doch Insulin senkt nicht nur die Blutzuckerkonzentration durch Transportaktivierung von Zucker in die Zellen, sondern es übt noch weitere Einflüsse auf den Stoffwechsel aus: Es vermindert die Zuckerabgabe aus der Leber und hemmt den Zuckerneuaufbau.

Normal- und Verzögerungsinsulin

In den Anfängen der Insulintherapie standen nur kurzwirkende Normalinsuline (früher Altinsuline) mit einer Wirkungsdauer von vier bis sechs Stunden zur Verfügung. Die 30er Jahre brachten dann die Ergänzung durch Verzögerungsinsuline.

Normalinsuline zeichnen sich durch einen raschen Eintritt der Wirkung aus. Schon nach wenigen Minuten läßt sich das ins Unterhautfettgewebe injizierte Insulin im Blut nachweisen. Es erreicht nach ein bis zwei Stunden sein Wirkungsmaximum, das etwa eine Stunde anhält. Nach vier bis fünf Stunden ist die Wirkung abgeklungen (s. Abb. S. 34). Bei Einstellung des Diabetikers mit Normalinsulin sind drei bis vier Injektionen pro Tag erforderlich. Hier einige Beispiele für humane Normal(Alt)insuline: *Actrapid HM* und *Velasulin H* (Novo Nordisk), *Normal-H* (Hoechst), *Huminsulin Normal* (Lilly).

Verzögerungsinsuline erhalten durch Zusatz bestimmter chemischer Substanzen ihre Verzögerungswirkung. Bei den heute gebräuchlichen Human-Insulinen mit Depotwirkung handelt es sich bei diesem Zusatz meist um Fischeiweiß. Sie werden auch als Intermediärinsuline bezeichnet, weil sie über eine Zeit von 12 bis 18 Stunden vorhalten. Der Wirkungseintritt läßt sich nach einer halben bis dreiviertel Stunde nachweisen. Das Wirkungsmaximum ist nach fünf bis sieben Stunden zu erwarten (s. Abb. S. 34). Sie müssen meist zweimal pro Tag injiziert werden. Diese Human-Intermediär-Insuline sind zum Beispiel unter folgenden Namen auf dem Markt: *Protaphan HM* und *Insulatard H* (Novo Nordisk), *Basal H* (Hoechst), *Huminsulin Basal* (Lilly).

Wegen des langsamen Wirkungseintrittes bei Verzögerungsinsulinen ist es sinnvoll, diesen Normalinsulin zuzufügen. Andernfalls würden nach dem Frühstück immer wieder Blutzuckerspitzen auftreten. Die zu erwartenden Blutzuckererhöhungen ließen sich dann nur durch erhebliche Reduktion der Kohlenhydratmengen beim ersten Frühstück vermeiden.

Die Industrie bietet Kombinationen von Normal- und Verzögerungsinsulinen mit unterschiedlichen Anteilen an:

Novo Nordisk:	
Actraphane HM	10 : 90
Actraphane HM	20 : 80
Actraphane HM	30 : 70
Actraphane HM	40 : 60
Actraphane HM	50 : 50
Hoechst:	
Depot H	25 : 75
Depot H 15	15 : 85
Komb H	50 : 50
Lilly:	
Profil I	10 : 90
Profil II	20 : 80
Profil III	30 : 70
Profil IV	40 : 60

Gegenüber diesen festen Kombinationen ist es oft von Vorteil, Normal- und Verzögerungsinsulin nach individuellem Bedarf selber zu mischen. Denn der Anteil von Normalinsulin kann von Patient zu Patient sehr unterschiedlich sein. Deshalb ermöglicht es die individuelle Zusammenstellung besser, durch Variieren des Mischungsverhältnisses auf Blutzuckerschwankungen zu reagieren. Für die Durchführung einer *intensivierten konventionellen Therapie (ICT)* ist das Erlernen des individuellen Mischens sogar Voraussetzung. Die ICT wird im Kapitel „Neues aus der Diabetes-Forschung" (s. S. 90 ff.) beschrieben.

Insulintherapie

Jeder Diabetiker sollte seine persönlichen Insuline und deren Wirkungsprofil genau kennen, um seinen Stoffwechsel optimal beherrschen zu können. Ideal wäre es, die Insulinausschüttung eines Nicht-Diabetikers nachzuahmen. Die Abbildung oben zeigt, daß beim Stoffwechselgesunden ständig eine bestimmte *Basalrate* (Grundrate) an Insulin zur Stoffwechselregulation vorhanden ist. Diese Basalrate ist auch nachts und morgens, nüchtern sowie zwischen den Mahlzeiten nachzuweisen. Bei jeder Nahrungsaufnahme wird von der Bauchspeicheldrüse jedoch zusätzliches Insulin als Bolus abgegeben – entsprechend der aufgenommenen Kohlenhydrate. Nur so kann die Blutzuckerkonzentration auch nach einer Mahlzeit im Normbereich gehalten werden.

Bei allen Diabetesneueinstellungen mit Insulin wird deshalb versucht, dieses Schema der Stoffwechselgesunden nachzuahmen. Reines Verzögerungsinsulin ist dafür jedoch ungeeignet, da bei seiner alleinigen Verwendung in der Praxis regelmäßig Blutzuckererhöhungen im Laufe des Vormittags festgestellt wurden.

Ältere Diabetiker werden meist auf eine fertige Mischung von Normal- und Verzögerungsinsulin eingestellt, denn sie haben häufig Schwierigkeiten mit dem Mischen und Aufziehen des Insulins. Alle anderen Patienten sollten individuell ihre beiden Insuline mischen, da jeder von ihnen seinen speziellen Insulinbedarf hat und so Schwankungen des Blutzuckers schnell korrigieren kann.

Bei je einer Injektion am Morgen und am Abend werden Frühstück und Abendessen durch das Normal-Insulin abgedeckt, die Mittagsmahlzeit durch den Wirkungsgipfel des Verzögerungsinsulins. Zwischen diesen drei Hauptmahlzeiten sind aufgrund eines erhöhten Insulinspiegels noch drei kleinere Nahrungsaufnahmen notwendig.

Die Insulintherapie läßt sich jedoch noch enger an die Verhältnisse des Stoffwechselgesunden anpassen: Durch Senkung des Verzögerungsinsulins auf eine entsprechende Basalrate sowie

Insulinwirkprofil

Altinsulin (Normalinsulin)
– kurz wirkendes Insulin –

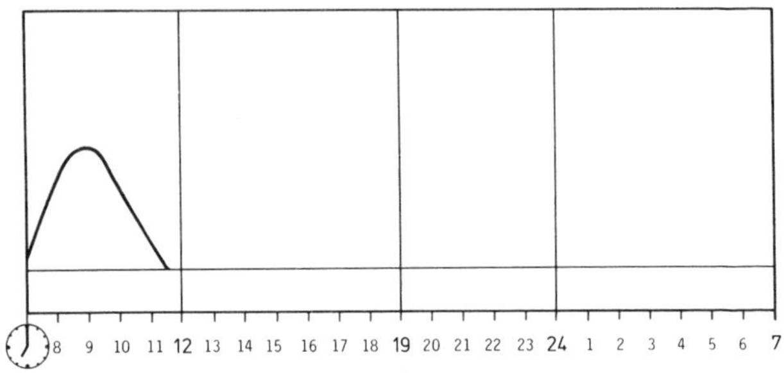

Insulinwirkprofil

Verzögerungsinsulin
– lang wirkendes Insulin –

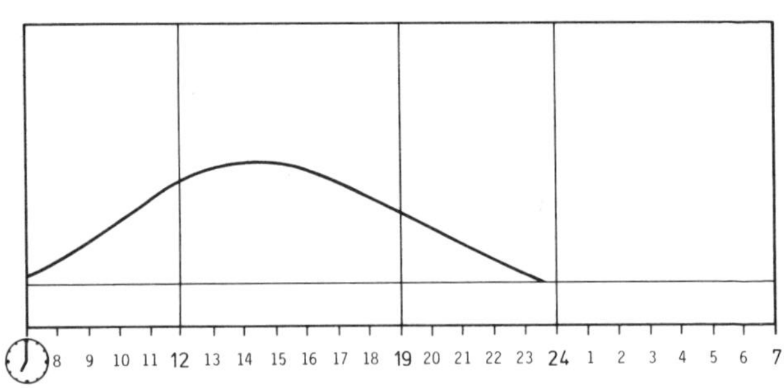

Insulinwirkprofil bei zweimaliger Injektion

morgens: Altinsulin
Verzögerungsinsulin

abends: Altinsulin
Verzögerungsinsulin

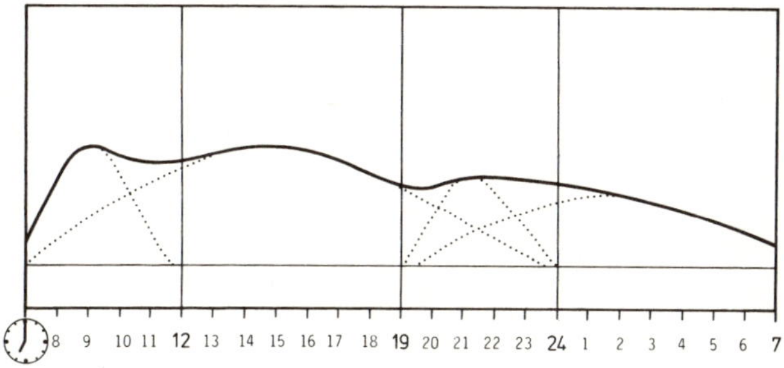

Insulin und Blutzuckerspiegel beim Stoffwechselgesunden

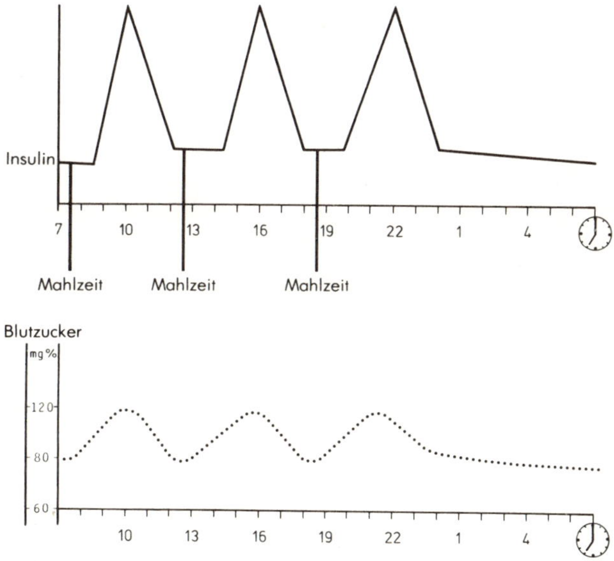

dreimalige Injektion von Normalinsulin. Nun können der Zeitpunkt und die Zusammensetzung der Mahlzeiten variabler gestaltet werden, indem man die erforderliche Menge an Normalinsulin und den Zeitpunkt der Injektion der Nahrungsaufnahme anpaßt. Weitere Möglichkeiten sind auf Seite 90 ff. beschrieben.

Zwei Beispiele aus der Praxis

1. Eine 75jährige Hausfrau (1,65 Meter, 66 kg, leicht übergewichtig) ist vom Hausarzt zur Umstellung auf Insulin ins Krankenhaus eingewiesen worden, weil die Tablettentherapie nicht mehr ausreicht. Bei der Aufnahme in die Klinik wird ein Nüchtern-Blutzuckerwert von 180 festgestellt, und der Blutzucker erreicht nach den Mahlzeiten Spitzen bis zu 350 mg/dl. Eine Umstellung auf Insulin ist also dringend erforderlich. Aufgrund ihres Alters wird die Patientin auf eine fertige Mischung eingestellt. Der Diät-Plan umfaßt eine 1600-Kalorien-Kost (entsprechend 13 bis 14 BE). Die BE werden wir folgt über den Tag verteilt:

Erstes Frühstück	=	3 BE
Zweites Frühstück	=	2 BE
Mittagessen	=	3 BE
Vesper	=	2 BE
Abendessen	=	3 BE
Spätmahlzeit	=	1 BE

Abweichungen vom Diätplan mit sechs Mahlzeiten sind kaum möglich. Die Insulininjektionen werden für morgens um 7.30 Uhr und abends um 18.30 Uhr – jeweils eine halbe Stunde vor den Mahlzeiten – festgelegt.

2. Ein 45 Jahre alter Bankkaufmann ist mit 1,82 Metern Körpergröße und 75 kg normgewichtig. Während der Teilnahme an einem fünftägigen Intensivschulungsprogramm wird er von einem Rinder-Verzögerungs-Insulin auf das individuelle Mischen von Normal- und Verzögerungsinsulin umgestellt. Der BE-Plan sieht 2400 kcal, entsprechend 20 bis 21 BE, vor. Da der Patient aus dienstlichen Gründen mittags nicht zu festen Zeiten essen kann, wird er auf eine dreimalige Injektion eingestellt: morgens eine Mischung aus Normal- und Verzögerungsinsulin, mittags entsprechend den Mahlzeiten Normalinsulin und abends ebenfalls eine Mischung aus Normal- und Verzögerungsinsulin. Erhebliche Abweichungen vom BE-Plan sind möglich. So kann der Bankkaufmann seine Insulindosis entsprechend der Kohlenhydrataufnahme vor dem Essen variieren. Unter der Woche muß der Mann jeden Morgen früh aufstehen. Deshalb schläft er am Wochenende gern etwas länger. Das ist bei seiner speziellen Therapie möglich: Da er seine Insulinwirkungsprofile kennt, injiziert er vor dem Abendessen lediglich Normalinsulin und erst vor dem Zubettgehen das Verzögerungsinsulin, dessen Wirkung dann über eine ausreichende Zeit von zwölf Stunden anhält.

Fazit der beiden Fälle: Die Kenntnis der Wirkungsprofile und häufige Normalinsulininjektionen sind eine Annäherung an die Körperreaktionen eines Stoffwechsel-Gesunden. Die 75jährige Hausfrau wäre mit dieser intensivierten konventionellen Insulintherapie jedoch überfordert gewesen.

Injektionstechnik

Für viele Menschen gibt es nichts Schlimmeres, als beim Arzt eine Spritze zu bekommen. Eine solche Injektion ist für den Nicht-Diabetiker eine Ausnahmesituation – für den insulinpflichtigen Diabetiker jedoch fester Bestandteil seines täglichen Lebens. Zur Angst vor der Spritze gibt es keinen Grund. Denn die für die Insulininjektion verwendeten Nadeln sind in den letzten Jahren so verfeinert worden, daß der Einstich kaum noch zu spüren ist. Benutzt werden meistens Einmalspritzen (Plastikspritzen), die jedoch bis zu fünfmal verwendet werden können. Sie sind handlich und haben eine gut leserliche Mengenskala. Der Inhalt beträgt meist 1 ml für 40 Einheiten Insulin. Doch auch 2 ml-Spritzen für einen hohen Insulinbedarf sowie 0,5 ml-Spritzen für 20 Insulineinheiten sind im Handel.

Vor der Injektion sollten die dazu benötigten Utensilien, wie Insulinampullen und Spritze, bereitgestellt werden. Eine Desinfektion der Haut mit Alkohol im Bereich der Einstichstelle ist nicht nötig, da es äußerst selten zu Entzündungen kommt. Das Insulin wird in das Unterhautfettgewebe injiziert. Dadurch ist eine gleichmäßige Wirkstoffaufnahme im Blut gewährleistet. Geeignete Injektionsorte sind die seitlichen Gesäßpartien, die Oberschenkel, die Oberarme und die Bauchhaut. Auf den Abbildungen auf Seite 38 sehen Sie, wie das Insulin in die Spritze aufgezogen und anschließend injiziert wird. Diese Handgriffe muß jeder insulinpflichtige Diabetiker beherrschen. Deshalb werden sie auch während eines Schulungs- und Trainingsprogramms in einem Krankenhaus oder in einem der Diabetestherapiezentren intensiv mit dem Patienten geübt.

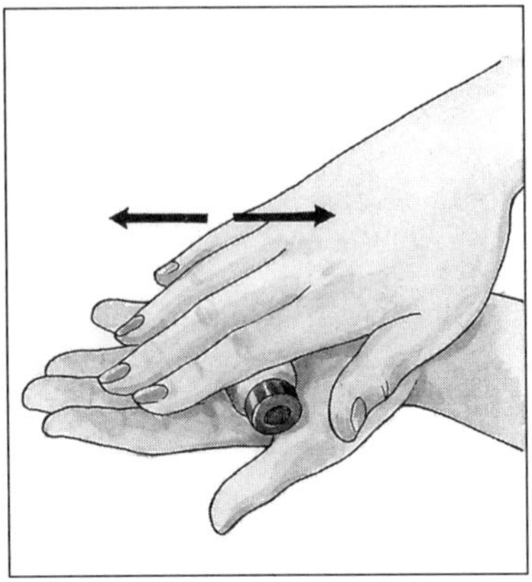

1. Mischen

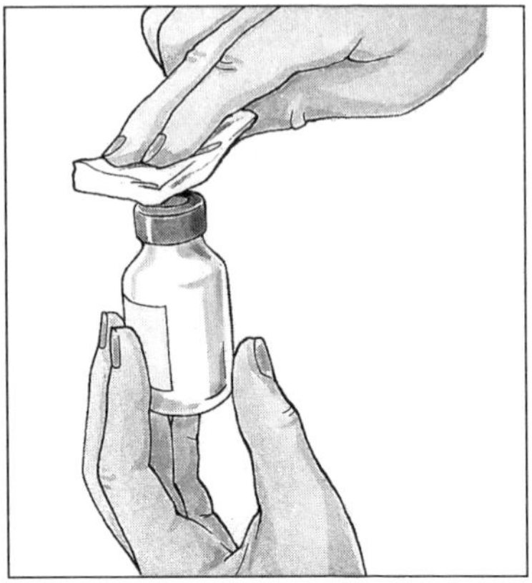

2. Reinigen

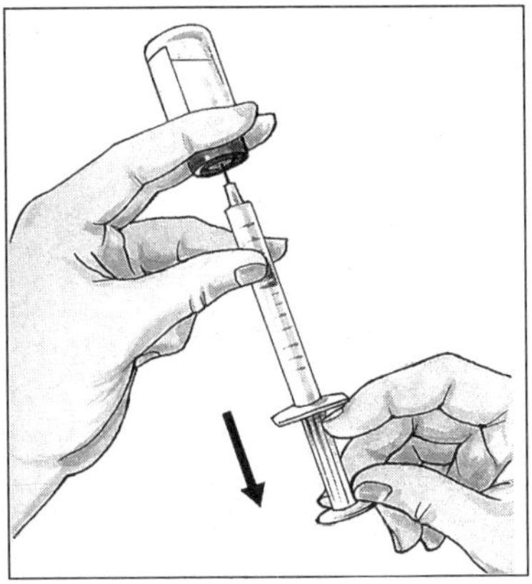

3. Aufziehen

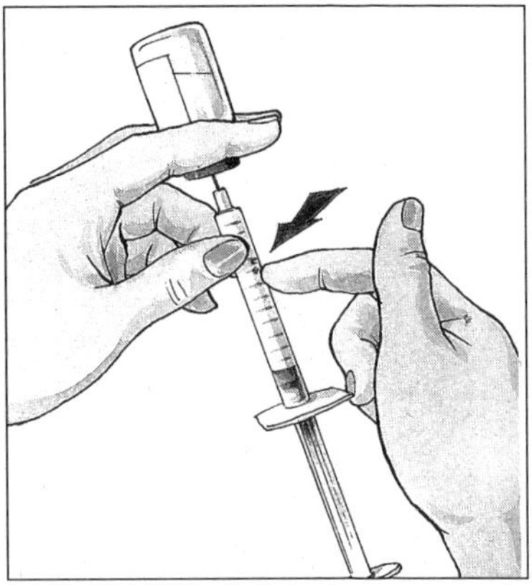

4. Entfernen der Luftbläschen

Aufziehen einer Insulinspritze:

- Mischen Sie das Insulin, indem Sie die Flasche langsam zwischen den Händen rollen (Abb. 1). Nicht schütteln!
- Reinigen Sie den Gummistopfen mit einem alkoholgetränkten Tupfer (Abb. 2).
- Ziehen Sie Luft in die Spritze, indem Sie den Kolben bis auf die gewünschte Dosis herausziehen.
- Stechen Sie die Nadel durch den Gummistopfen und drücken Sie den Kolben wieder hinein.
- Drehen Sie die Flasche mit der Spritze um und ziehen Sie den Kolben langsam nach unten, bis Sie eine Menge von zwei Einheiten über Ihrer gewünschten Dosis in der Spritze haben (Abb. 3).
- Eventuelle Luftbläschen in der Spritze müssen entfernt werden. Tippen Sie dazu mit dem Finger leicht an die entsprechende Stelle der Spritze (Abb. 4). Sind die Bläschen nach oben gestiegen, drücken Sie sie mit dem Kolben aus der Spritze.
- Prüfen Sie, ob Sie die benötigte Dosis aufgezogen haben. Ziehen Sie die Spritze aus der Flasche.

Diese Fehler sollten Sie vermeiden ...

- Nervosität, Zeitdruck oder Gedankenlosigkeit führen leider immer wieder dazu, daß Diabetiker die für morgens und abends bestimmten Insulinmengen miteinander vertauschen und sich so eine zu große oder zu kleine Dosis injizieren.

Die Folgen: Zuwenig Insulin verursacht Blutzuckererhöhungen, zuviel Insulin dagegen kann unter Umständen eine schwere Unterzuckerung mit Bewußtlosigkeit als Folge auslösen.

- Viele Verzögerungs- und Mischinsuline zeigen nach längerem Stehen einen trüben Bodensatz, dabei handelt es sich um die Substanzen, die zur Verzögerung des Insulins führen. Vor der Entnahme des Insulins muß die Ampulle gerollt werden, so daß sich der Bodensatz und die Wirksubstanz vermischen. Versäumen Sie das, kann es nach der Injektion zu nicht berechenbaren Änderungen des Insulin-Wirkungsverlaufs kommen.
- Je nach Injektionsort wird das Insulin unterschiedlich schnell in die Blutbahn aufgenommen. Des-

halb sollten Sie nicht nur einen Injektionsort bevorzugen, sondern häufiger wechseln. Aus diesem Grund empfiehlt sich ein Spritzplan mit wöchentlichen Änderungen: Eine Woche lang morgens in die Bauchhaut und abends in den Oberschenkel. in der folgenden Woche morgens in den Oberarm und abends in die seitliche Gesäßpartie.

▶ Durch ständige Injektionen an ein und derselben Stelle kann es zu Schwellungen und Verhärtungen der Haut kommen. Obwohl diese Hautveränderungen durch die Verwendung von Humaninsulinen erheblich seltener geworden sind, ganz ausgeschlossen werden können sie nicht. Deshalb also auf einen regelmäßigen Wechsel innerhalb der einzelnen Injektionsbezirke achten. Kommt es dennoch zu Hautveränderungen an einer Injektionsstelle, sollten Sie dort weitere Einstiche vermeiden und nun Ihren behandelnden Arzt informieren.

▶ Wer aus Angst vor dem Einstich zu zaghaft injiziert, macht ebenfalls etwas falsch: Das Insulin gelangt dann nur in die oberen Hautpartien und nicht bis zu den Blutgefäßen. So kann es nicht in die Blutbahn aufgenommen werden, was möglicherweise eine Blutzuckererhöhung auslöst.

Lagerung des Insulins

Insulin ist ein Eiweißkörper und deshalb bei Zimmertemperaturen nur begrenzt haltbar. Deponieren Sie also Ihre Ampullen am besten im Kühlschrank. Ist eine Insulinampulle einmal angebrochen, verträgt es aber der Wirkstoff durchaus, daß Sie die Ampulle bei sich tragen, um sie für Ihre täglichen Injektionen griffbereit zu haben. Lediglich extreme Temperaturschwankungen sind zu vermeiden.

Führung und Kontrolle des Stoffwechsels

Folge eines langjährig schlecht eingestellten Diabetes sind *Spätkomplikationen,* denen ein eigenes Kapitel in diesem Buch gewidmet ist. Daß sie trotzdem an dieser Stelle erwähnt werden, hat einen ganz bestimmten Grund: Das Auftreten dieser Spätschäden und ihr gesamter Verlauf hängen eng mit einer auf Dauer richtigen oder falschen Stoffwechselführung zusammen. Deshalb gilt: *Um Spätschäden zu vermeiden, muß eine dauerhafte Normalisierung des Stoffwechsels angestrebt werden.* Der Erfolg hängt nicht nur von der Erfahrung des behandelnden Arztes, sondern noch mehr von der aktiven Mitarbeit des Patienten ab.

Mag es manchen von Ihnen auf den ersten Blick lästig erscheinen, all diese Kontrollen durchzuführen – denken Sie immer daran: Es ist Ihre Gesundheit, um die es geht!

Im Gegensatz zu früher sind heute bei aktiver Mitarbeit des Diabetikers mehrwöchige Klinikaufenthalte nicht mehr notwendig. Zum einen ist die im Krankenhaus erfolgte Einstellung aufgrund der veränderten Lebensbedingungen im Alltag ohnehin hinfällig, und zum anderen stehen heute moderne *Selbstkontrollmethoden* zur Verfügung, die es dem geschulten Patienten ermöglichen, seine Stoffwechselsituation regelmäßig und systematisch zu erfassen. Dadurch ist jeder Diabetiker in der Lage, rechtzeitig eine Verschlechterung zu erkennen und geeignete Gegenmaßnahmen einzuleiten.

Wer seinen Stoffwechsel permanent unter Kontrolle hat, verbessert natürlich auch die eigene Lebensqualität. Denn er bekommt mehr Sicherheit im Alltag, auf Reisen und beim Sport. Darüber hinaus können Krankenhausaufenthalte und Arbeitsausfallzeiten erheblich verringert werden.

Weitere Ziele der Selbstkontrollen sind das Vermeiden von akuten Stoffwechselentgleisungen, wie Unter- oder Überzuckerungen sowie das rechtzeitige Erkennen von Infektionen, die eine der häufigsten Ursachen für eine Entgleisung darstellen.

Da der Insulinbedarf eines Diabetikers von Tag zu Tag schwanken kann, sind Einzelbestimmungen ohne große Aussagekraft. Sie vermitteln lediglich eine Momentaufnahme, die unter Umständen zu Fehlentscheidungen führen kann. Nur die regelmäßige Anwendung der Selbstkontrollen unter Alltagsbedingungen hilft dem Patienten bei der richtigen Deutung seiner Stoffwechsellage. Erst dann sind exakte Veränderungen der Diät oder der Insulindosierung möglich. Auf den folgenden Seiten erfahren Sie alles, was Sie über Selbstkontrolle wissen müssen.

Dem Harnzucker auf der Spur

Sobald der Blutzucker über Werte von 160 bis 180 mg/dl ansteigt, wird über die Niere Zucker im Harn ausgeschieden. Diesen Grenzwert von 160 bis 180 mg/dl, der individuell unterschiedlich sein kann, bezeichnet man als Nierenschwelle (mehr darüber im Laufe dieses Kapitels). Bei Werten unterhalb der Nierenschwelle ist kein Zucker im Urin nachweisbar. Liegt jedoch der Blutzucker höher als 160 bis 180 mg/dl, wird die Nierenschwelle überschritten, und es kommt zu einem Übertritt von Zucker in den Harn.

Man unterscheidet bei der Harnzuckerbestimmung den *frisch gelassenen Urin*, den *Spontanurin* und den *24-Stunden-Sammelurin*. Für Rückschlüsse auf die aktuelle Blutzuckerhöhe eignet sich nur die Messung des frisch gelassenen Urins. Hierzu wird die Blase eine halbe Stunde vor der geplanten Harnzuckerbestimmung entleert. Nach Ablauf der halben Stunde ist wieder frischer Urin in der Blase, der dann, nachdem erneut Wasser gelassen wurde, untersucht werden muß.

Der Spontanurin umfaßt für gewöhnlich eine Sammelperiode von drei bis vier Stunden. Wird bei der Probe Harnzucker festgestellt, weist das lediglich darauf hin, daß in dem zurückliegenden Zeitraum von drei bis vier Stunden – zwischen zwei Blasenentleerungen – der Blutzucker die Nierenschwelle überschritten hat. Diese Meßmethode eignet sich deshalb vor allem bei Verdacht auf hohe Blutzuckerwerte nach den Mahlzeiten.

Der 24-Stunden-Sammelurin ist die Harnmenge, die während eines ganzen Tages gesammelt wurde. Aus diesem Sammelurin kann zwar die Gesamtmenge der Zuckerausscheidung im Urin bestimmt werden, nicht jedoch der Zeitpunkt der Blutzuckererhöhungen. Ein Sammeln in Teilportionen ist deshalb wesentlich sinnvoller. Sie kann man beispielsweise in Tag- und Nachturinmengen oder auch in Morgen-, Nachtmittag-, Abend- und Nachturinmengen aufteilen.

So messen Sie den Harnzucker

Für die Harnzuckerbestimmung bietet die Industrie heute zahlreiche Möglichkeiten an: Glukotest, Clinitest, Clinistix, Diastix und Diabur 5000. Wegen der exakteren Bestimmungsmethode und Einfachheit sei hier die Messung des Harnzuckers mit Diabur 5000 empfohlen.

Die Kontroll-Tests sollten regelmäßig erfolgen:

- morgens nüchtern,
- vor dem Mittagessen,
- vor dem Abendessen,
- vor dem Zubettgehen.

Die Bestimmungen der frisch gelassenen Urinproben zeigen dann zuverlässig, ob der Blutzucker aktuell zum jeweiligen Zeitpunkt über der Nierenschwelle liegt oder nicht.

Bei einer Verschlechterung des Stoffwechsels, insbesondere bei einem Infekt, sind zusätzliche Messungen unbedingt notwendig. Denn so weiß man rechtzeitig, wann die Insulindosis erhöht werden muß. Beispiele zur Erhöhung der Insulindosis finden sich in dem Kapitel Insulinanpassung (S. 64 ff.).

Bei all dem sollten Sie aber beachten, daß sich eine Unterzuckerung und ein normaler Blutzuckerwert durch die Bestim-

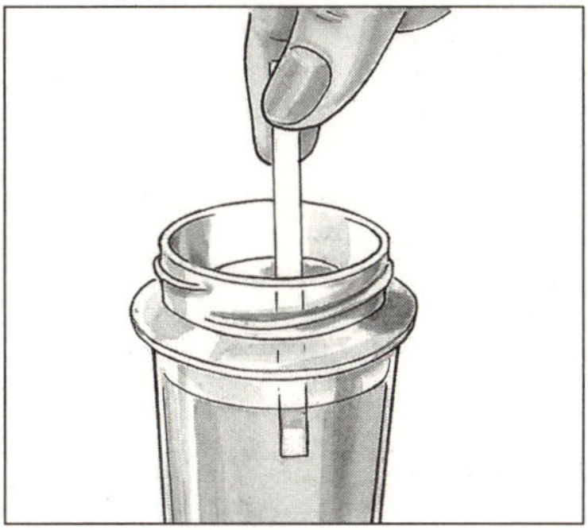

1. Teststreifen kurz in den Harn eintauchen

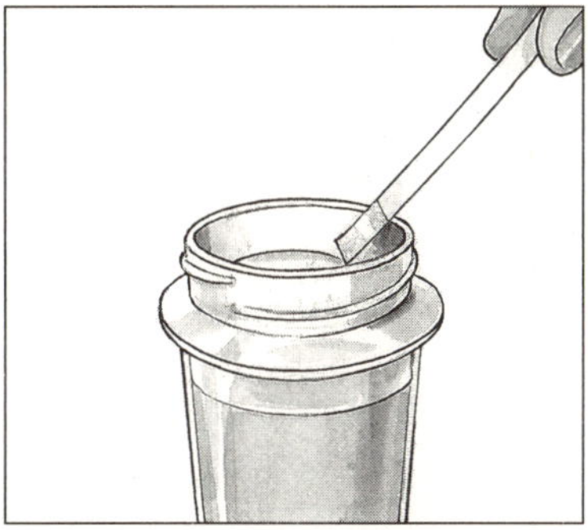

2. Überschüssigen Harn abstreifen

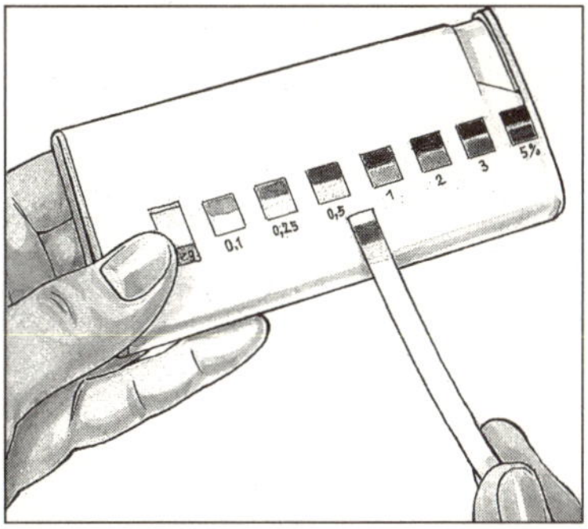

3. Nach 60 Sekunden ablesen

mung der Harnzuckerwerte nicht voneinander unterscheiden lassen. Ein positiver Harnzuckernachweis bedeutet lediglich einen Blutzucker oberhalb der Nierenschwelle, ein negativer Harnzuckernachweis einen Blutzukker unterhalb der Nierenschwelle. Weitere Deutungen sind nicht zulässig. Und noch etwas: Tragen Sie die Meßergebnisse regelmäßig in Ihr Diabetestagebuch ein. Nur so können Fehler der Diabetestherapie erkannt und korrigiert werden.

Kennen Sie Ihre Nierenschwelle?

Damit Sie sich wirklich hundertprozentig auf Ihre Urinzuckerbestimmungen verlassen können, sollten Sie Ihre persönliche Nierenschwelle kennen. Sie ist individuell unterschiedlich. Eine erhöhte Nierenschwelle mit fehlender Zuckerausscheidung wird häufig bei älteren Typ II-Diabetikern oder bei Zuckerkranken mit Nierenschädigungen beobachtet. Dagegen findet man bei jüngeren Typ I-Diabetikern, bei diabetischen Schwangeren sowie bei Fieber häufig eine erniedrigte Nierenschwelle.
Durch gleichzeitiges Messen des Zuckergehaltes in frisch gelassenem Urin und im Blut ist eine Bestimmung der Nierenschwelle leicht möglich. Verwenden Sie dazu jedoch auf keinen Fall Spontan-Urin, sondern frisch gelassenen Harn. Das folgende **Beispiel** soll Ihnen bei der Ermittlung Ihrer Nierenschwelle helfen:

Harnzucker		Bluckzucker
5 %	=	240 mg/dl
2 %	=	200 mg/dl
1 %	=	190 mg/dl
0,5 %	=	180 mg/dl
0 %	=	170 mg/dl
0 %	=	160 mg/dl
0 %	=	140 mg/dl

Hier wurde die Nierenschwelle zwischen 170 und 180 mg/dl bestimmt. Sie liegt zwischen dem höchsten Blutzuckerwert mit zuckerfreiem Urin (170 mg/dl) und dem niedrigsten Blutzuckerwert mit Harnausscheidung (180 mg/dl). Ihren ermittelten Wert sollten Sie ebenfalls in Ihr Diabetestagebuch eintragen.

Selbstkontrolle des Blutzuckers

Da die Harnzuckerwerte lediglich eine begrenzte Aussagekraft haben, ist für viele Diabetiker der Blutzuckertest zu einem sehr wichtigen Bestandteil der Stoffwechselkontrolle geworden.

Teststreifen wie *Hämoglukotest 20–800* und *Visidex* machen es heute möglich, den Blutzucker mittels Farbvergleich relativ exakt zu schätzen. Die höchste Genauigkeit haben dabei in der Praxis die Teststreifen Hämoglukotest 20 bis 800 bewiesen. Das zur Zuckerbestimmung nötige Blut entnimmt sich der Patient selbst mit Hilfe einer Lanzette oder einer Injektionsnadel aus der Fingerbeere. Dann wird es auf den Teststreifen aufgebracht. Viele Diabetiker haben jedoch vor dem Selbsteinstich Angst. Deshalb werden häufig Zusatzgeräte benutzt (*Autoclix, Autolett, Autolanzett*). Sie machen den Einstich durch die geringere Eindringtiefe der Nadel schmerzärmer.

Da normale oder niedrige Blutzuckerwerte nur durch den Blutzuckertest, nicht jedoch durch den Harnzuckertest bestimmt werden können, sollten alle insulinpflichtigen Diabetiker diese Methode beherrschen, regelmäßig anwenden und die gemessenen Werte ins Tagebuch übertragen. Je häufiger die Messungen erfolgen, um so genauer werden durch die wachsende Erfahrung die Schätzungen. Während einer Schwangerschaft, bei der intensivierten Insulintherapie, der Insulinpumpentherapie und bei Anwendung des Basis-Bolus-Konzeptes sind die Blutzuckermessungen unbedingt notwendig. Nur so bekommt der Diabetiker das richtige Verhältnis zu einer vernünftigen Stoffwechselführung, ist zu präzisen Stoffwechselanpassungen in der Lage und erreicht dadurch eine bessere Diabetes-Einstellung und Lebensqualität. Die exakte Handhabung der Teststreifen ist von entscheidender Bedeutung:

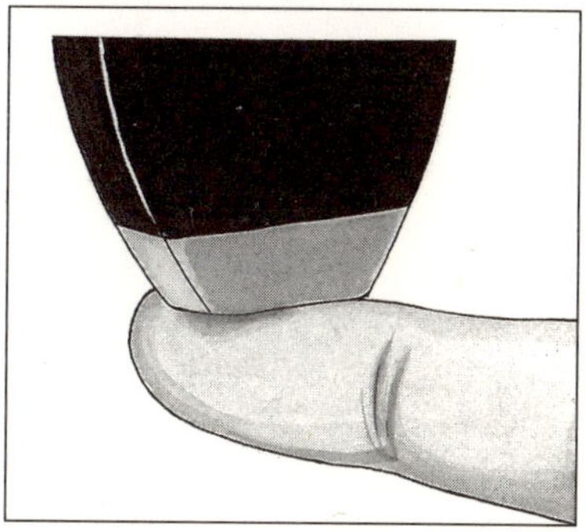

1. Mit dem Lanzettengerät seitlich in den Finger stechen

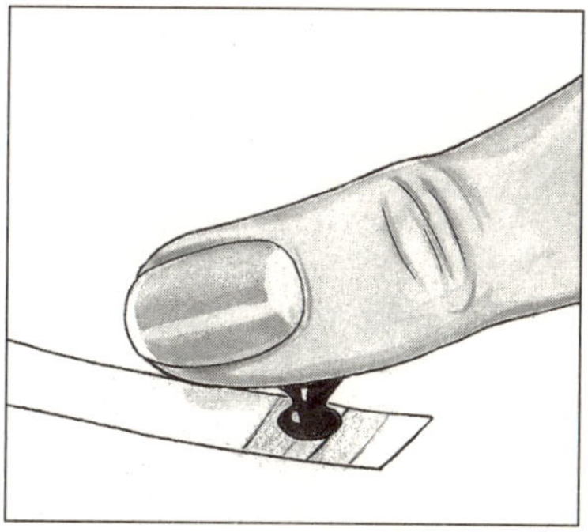

2. Fingerbeere leicht zusammendrücken, damit ein ausreichender Blutstropfen entsteht, um beide Testbezirke zu bedecken

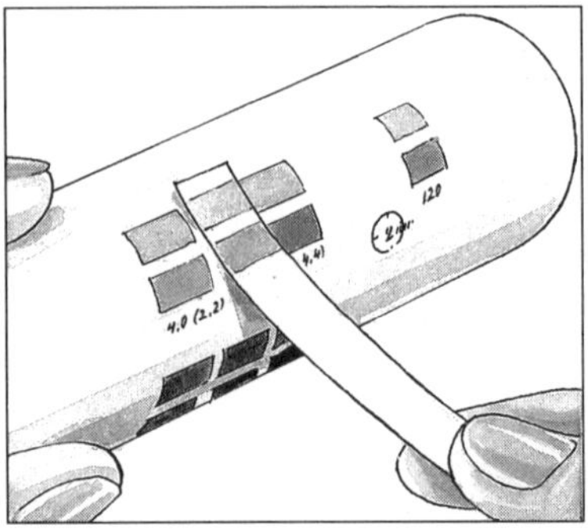

3. Nach der vorgeschriebenen Zeit das Blut mit einem Wattebausch vom Teststreifen abwischen und die Testfelder mit den Farbmustern vergleichen

Patienten mit Farbsehstörungen, schwangere Patientinnen, Diabetiker mit einer optimierten Insulintherapie sowie diabetische Kinder sollten ihren Blutzucker mit Hilfe eines Meßgerätes bestimmen. Für diese Patienten-Gruppe reicht häufig die Schätzung anhand von Teststreifen nicht aus.
Wie bei der Bestimmung des Harnzuckers müssen natürlich auch bei der Blutzuckermessung bestimmte Zeiten eingehalten werden. Da dieser Test vornehmlich für insulinpflichtige Diabetiker gilt und die entsprechende Insulindosis beurteilt werden soll, sind drei bis vier Messungen am Tag sehr zu empfehlen:

- morgens nüchtern, um die nächtliche Insulindosis genau kontrollieren zu können,
- vor dem Mittagessen, um die Wirkung des am Morgen injizierten schnell wirkenden Insulins zu beurteilen,
- vor dem Abendessen, zur Kontrolle des morgens injizierten Verzögerungs-Insulins,
- vor dem Zubettgehen, zur Orientierung der abendlichen Insulindosis.

Um es noch einmal zu betonen: Nur die regelmäßigen und systematischen Kontrollen sind von Nutzen – gelegentliche oder planlose Tests hingegen überflüssig, da aus ihnen keine Konsequenzen für die Diabeteseinstellung gezogen werden können. Vergessen Sie auch nicht das Eintragen der ermittelten Werte in Ihr Diabetestagebuch. Wie Sie es richtig führen müssen, wird im Laufe dieses Kapitels noch beschrieben.
Bei mehrmaligen Messungen am Tag wird sich der Diabetiker durch Kenntnis der Dinge sicherer fühlen. Die Zusammenhänge zwischen den drei den Blutzukker beeinflussenden Faktoren Bewegung, Insulin und Diät werden erkannt und sind so miteinander zu koordinieren. Als Ergebnis resultiert die optimale Blutzuckereinstellung.

Bestimmung des Acetons im Harn

Bei hohen Blutzuckerwerten und hohen Harnzuckerausscheidungen (größer als 2 Prozent) muß der Urin zusätzlich auf Aceton untersucht werden. Aceton ist ein Abbauprodukt körpereigener Fette und läßt sich dann im Urin nachweisen, wenn diese vermehrt abgebaut werden – wie beispielsweise bei einer Reduktionskost von weniger als 1000 Kalorien.
Auch bei Insulinmangel läßt sich Aceton im Harn nachweisen, weil der Zucker nicht in die Zelle transportiert werden kann. Das Resultat ist ein hoher Blutzuckeranstieg mit anschließender übermäßiger Harnzuckerausscheidung und Abbau von Fettreserven in den Körperzellen.
Bei fehlender Reduktionskost und im Urin vorhandenem Aceton, liegt so immer ein Insulinmangel vor. Häufig kommen klinische Symptome wie Durst und vermehrtes Wasserlassen hinzu – ebenfalls Hinweise für eine Stoffwechselentgleisung. Auslöser sind oft akute Infekte mit Übelkeit, Erbrechen und Fieber.
Da in einer solchen Situation dem Körper Insulin fehlt, muß man sofort Normalinsulin in kleinen Mengen von 5 bis 10 Einheiten injizieren. Nach vier Stunden sollten Blut- und Harnzucker sowie Aceton im Urin erneut kontrolliert werden. Sind die gemessenen Werte weiterhin zu hoch, ist die Injektion von Normalinsulin zu wiederholen. Wegen eines erhöhten Flüssigkeitsverlustes muß in dieser Situation mehr als üblich getrunken werden.
Das rechtzeitige Erkennen von Stoffwechselentgleisungen ist von erheblicher Bedeutung für die Gesundheit eines Diabetikers. Deshalb muß er die Messung von Aceton im Urin ebenfalls beherrschen (vgl. die Darstellung eines Urintests auf Seite 43).

Zwei Beispiele aus der Praxis

1. Ein zehnjähriges Mädchen, das seit drei Jahren Diabetes mellitus hat, erkrankt an Masern. Nach anfänglichem Reizhusten und einer Bindehautentzündung erkannten die Eltern einen großfleckigen Hautausschlag, der zunächst hinter den Ohren und im Gesicht begonnen hatte und sich später auf den Rumpf und die Extremitäten ausdehnte. Da anhand dieser Symptome die Eltern eindeutig auf Masern schlossen, waren sie nicht weiter beunruhigt. Doch plötzlich klagte das Kind über Übelkeit, mußte erbrechen und bekam Fieber. Der Allgemeinzustand des Mädchens verschlechterte sich immer mehr. Schließlich kam es soweit, daß die Zehnjährige keine Nahrung mehr bei

sich behalten konnte – und dadurch natürlich auch keine Kohlenhydrate mehr zu sich nahm. Daraufhin stellten die Eltern die täglichen Insulininjektionen ein, da sie ihrer Meinung nach überflüssig waren, weil das Kind ja keine Kohlenhydrate aufnahm. Die Folge: Nach zwei Tagen wurde die Tochter im hyperglykämischen Koma in ein Krankenhaus eingeliefert.
Dort bekam das Kind sofort intravenös Insulin injiziert. Außerdem wurde ihm Flüssigkeit zugeführt. Schon wenige Stunden nach dieser Behandlung ging es dem Mädchen deutlich besser, und sie konnte von den Infusionen abgesetzt werden.
Fazit: Bei der Erkrankung mit Fieber war trotz fehlender Aufnahme von Kohlenhydraten ein erhöhter Insulinbedarf des Organismus vorhanden. Regelmäßige Messungen von Harn- und Blutzucker sowie Kontrollen auf Aceton im Urin hätten den Eltern diesen Insulinmehrbedarf angezeigt.
2. Ein 56 Jahre alter Patient, seit 24 Jahren Diabetiker und gut geschult, erkrankt an einer Magen-Darm-Grippe mit Erbrechen, Durchfall und Fieber. Aus diesem Grund führt der Patient zusätzlich zu den sonst üblichen Stoffwechselkontrollen vermehrt Messungen von Harn- und Blutzucker durch. Diese ergeben einen langsamen Anstieg der beiden Werte und schließlich wird Aceton im Urin nachgewiesen. Daraufhin injiziert der Patient sich zusätzlich Normalinsulin.
Fazit: Durch vermehrte Kontrollen und zusätzliche Insulingaben wurde eine Stoffwechselentgleisung vermieden.

Regeln zur Insulinbehandlung

- Insulin vor den Mahlzeiten injizieren; Spritz-Eß-Abstand einhalten.
- Die Wirkungsdauer eines Insulinpräparates ist dosisabhängig.
- Die Resorption ist abhängig vom Ort der Injektion (Bauch, Oberschenkel, Oberarm).
- Insulin zu gleichen Tageszeiten in die gleichen Körperareale spritzen (zum Beispiel morgens Bauch, abends Oberschenkel).
- Je instabiler der Stoffwechsel, desto häufiger muß Insulin gespritzt werden.
- Körperliche Aktivität steigert die Insulinempfindlichkeit bei Blutzuckerwerten kleiner als 250 mg/dl.

Diabetestagebuch

Die richtige Interpretation der zuvor beschriebenen Selbstkontrollen ist nur im Zusammenhang aller ermittelten Daten möglich. Deshalb muß ein Diabetestagebuch geführt werden. Darin sind folgende Punkte einzutragen:
Name, Adresse, Telefonnummer,
Name, Adresse und Telefonnummer des Hausarztes,
Selbstkontrollwerte,
die jeweilige Insulindosis,
Unterzuckerungen,
Erkrankungen,
sportliche Aktivitäten,
Stoffwechselveränderungen im Urlaub und auf Reisen,
Abweichungen vom Diätplan.

Nur so sind Insulin- und Diätanpassungen zu überblicken, sportliche Bewegung möglich und Entgleisungen rechtzeitig zu erkennen (Beispiele werden in dem Kapitel Insulinanpassung beschrieben, s. S. 64 ff.).

Datum	Insulin ☐ = Normalinsulin ☐ = Verzögerungsinsulin					Harnzucker				Blutzucker				Bemerkungen (z. B. Unterzucker, Ketonurie) Körpergewicht
	morgens		mittags	abends		morg.	mittags	abends	spät	morg.	mittags	abends	spät	
Mo	12	18		6	12	0%	1%	0%	0%	120	190	160	140	
Di	12	18		6	12	0%	2%	1%	0%	120	210	190	160	
Mi	14	18		6	12	0%	0%	0%	0%	140	140	120	90	
Do	12	14		4	12	0%	0%	0%	0%	70	120	80	80	von 16^{00} – 18^{00} Tennis
Fr	14	18		6	12	0%	0%	0%	0%	80	90	100	110	
Sa	14	18		6	12	0%	½%	1%	1%	100	190	200	180	Erkältung
So	16	20		8	12	5%	1%	0%	0%	240	180	160	130	"
Mo	16	20		8	14	5%	0%	0%	0%	240	160	140	140	"
Di	14	18		6	12	1%	0%	0%	0%	180	160	120	90	wieder gesund
Mi	14	18		6	12					70	110	130	80	
Do	14	18		6	12					90	100	120	100	3^{00} nachts Unterzucker
Fr	14	18		6	10	5%	1%	1%	0%	240	180	170	150	
Sa	14	18		6	10	0%				130				
So														
HbA_1: 8,1 %										Datum:				(alle 1–3 Monate)

Seite aus einem Diabetestagebuch

Auch für den behandelnden Arzt ist das Diabetestagebuch wichtig. Denn die einmalige Blutzuckermessung beim Hausarzt ist lediglich eine Momentaufnahme. Erst die systematischen Aufzeichnungen des Diabetikers ermöglichen eine Korrektur und damit eine Verbesserung der Stoffwechseleinstellung.

Stoffwechselkontrollen durch den Hausarzt

Um die Effektivität der Stoffwechselführung zu gewährleisten, muß der Hausarzt in bestimmten Abständen verschiedene Untersuchungen durchführen. Dabei geht es darum, die zusätzlichen Risikofaktoren der Gefäßverkalkung wie Übergewicht, Fettstoffwechselstörung und Bluthochdruck auszuschließen beziehungsweise zu behandeln.
Bei übergewichtigen Diabetikern sind deshalb wöchentliche beziehungsweise monatliche Gewichtskontrollen mit dem Ziel der Gewichtsabnahme und eventueller Diätumstellung erforderlich. Das muß nicht immer der Hausarzt machen, dazu ist jeder Patient selber in der Lage, da es fast in jedem Haushalt eine Personenwaage gibt. Wichtig dabei: Die Messungen müssen immer zur gleichen Tageszeit durchgeführt und die Ergebnisse in das Diabetestagebuch eingetragen werden. Wie Sie Ihr individuelles Körpergewicht berechnen und eine Gewichtsreduktion durchführen können, ist ausführlich im Kapitel Diät (s. S. 16 ff.) beschrieben worden.
Mindestens einmal im Jahr, bei vorhandenen Störungen auch häufiger, sollten die Blutfettwerte kontrolliert werden. So kann man eine Fettstoffwechselstörung rechtzeitig erkennen und entsprechende Behandlungen einleiten. Das Messen des Blutdrucks ist eine recht einfache Angelegenheit. Er muß wenigstens einmal im Monat ermittelt werden.

Die Messung des HbA_1- und HbA_{1C}-Wertes

Unverzichtbar für eine längerfristige Stoffwechselkontrolle ist die Bestimmung des HbA_1- oder HbA_{1C}-Wertes. Sie läßt – rückwirkend für die letzten sechs bis acht Wochen – Schlüsse auf die Qualität der Diabeteseinstellung zu.
Hb ist die Abkürzung für den roten Blutfarbstoff Hämoglobin, der sich in den roten Blutkörperchen befindet und den Sauerstofftransport regelt. An das normale Hb lagert sich Glukose an, und dadurch entsteht das verzuckerte

Hämoglobin HbA_1. Es ist bei allen Menschen im Blut nachzuweisen. Ständig erhöhte Blutzuckerwerte führen zu einer vermehrten Anlagerung von Glukose an das Hb und damit zu einer überhöhten Bildung von HbA_1.

Abhängig von der Lebensdauer der roten Blutkörperchen – sie beträgt durchschnittlich 120 Tage – wird das Hämoglobin immer wieder neu gebildet und in die neuen Blutkörperchen eingebaut. Das ist auch der Grund dafür, warum der HbA_1-Wert die mittlere Blutglukose der letzten sechs bis acht Wochen widerspiegelt.

Der HbA_1-Wert wird in Prozent des Gesamthämoglobins angegeben und beträgt normalerweise 5 bis 8 Prozent. Hat ein Diabetiker diesen HbA_1-Wert, so liegt bei ihm eine sehr gute Stoffwechseleinstellung vor. Werte bis 9 Prozent sind bei älteren Diabetikern zu tolerieren und sprechen für eine noch gute Stoffwechselsituation.

Dagegen signalisieren Ergebnisse über 9 Prozent eine unbefriedigende Einstellung, die einer Korrektur bedarf. Anhand der folgenden Tabelle ist die Lage eines Diabetes-Stoffwechsels leicht zu beurteilen:

HbA_1	5–8 %	=	Sehr gute Einstellung
HbA_1	–9 %	=	Noch gute Einstellung
HbA_1	9–11 %	=	Unbefriedigende Einstellung
HbA_1	11–13 %	=	Schlechte Einstellung
HbA_1	> 13 %	=	Stoffwechsel-Entgleisung

Da es unterschiedliche Meßmethoden gibt, müssen die Normalwerte immer beim Hausarzt erfragt werden.

Zwei Beispiele aus der Praxis

1. Eine 64jährige, insulinpflichtige Diabetikerin hat für Mittwochmorgen einen Termin bei ihrem Hausarzt. Als erstes bestimmt er ihren Harn- und ihren Blutzucker. Der Blutzuckerwert beträgt 120 mg/dl bei zuckerfreiem Urin. Da dieser einmalig gemessene Blutzuckerwert jedoch lediglich eine Momentaufnahme der Diabeteseinstellung widerspiegelt, nimmt der Arzt auch noch eine HbA_1-Bestimmung vor. Dabei stellt er trotz des guten Blutzuckerwertes einen erhöhten HbA_1-Wert von 10,5 Prozent fest.

Fazit: Die Diabetes-Einstellung ist unbefriedigend. Im Gespräch mit der Patientin findet der Hausarzt heraus, daß die Diät in den letzten Wochen aufgrund zahlreicher Familienfeiern nicht eingehalten wurde.

Lediglich die beiden letzten Tage vor der Untersuchung hatte die

Frau wieder nach ihrem Diätplan gelebt.
2. Den umgekehrten Fall erlebte der Arzt einige Tage später bei einer jungen Studentin. Sie hatte einen Blutzucker von 240 mg/dl und einen HbA_1 von 7,8 Prozent.
Fazit: Bei einer insgesamt sehr guten Diabeteseinstellung hatte die Patientin die BE der letzten Mahlzeit falsch berechnet, wodurch ihr Blutzuckerwert angestiegen war.

Weitere Kontrollen

Eine weitere Möglichkeit zur Verlaufsbeurteilung der Diabeteslangzeiteinstellung ist die Bestimmung des Fructosamin-Wertes (=glykosiliertes Albumin) im Blut. Hierbei wird die Stoffwechsellage der letzten 2–3 Wochen beurteilt. Der Normalwert liegt bei 205–285 µmol/l. Diese Methode wird bei Hb-Anomalien, in der Schwangerschaft und bei kurzfristigen Verlaufskontrollen angewandt.
Weitere Kontrollmöglichkeiten sind auch die *körperliche Untersuchung* des Patienten unter Berücksichtigung des *Nervenstatus* (Polyneuropathie) und des *Gefäßstatus* sowie eine *Inspektion der Füße*. Die *Nierenfunktion* wird anhand von Blutwerten (Kreatinin, Harnstoff, Elektrophorese) sowie der Eiweißausscheidung im Urin kontrolliert.
Bei älteren Patienten sind darüber hinaus *Elektrokardiogramm (EKG)* und *Röntgen-Kontrollen der Lungen* angezeigt. Augenärztliche Untersuchungen mit einer *Spiegelung des Augenhintergrundes* sollten wenigstens einmal im Jahr, bei diabetischen Veränderungen in Absprache mit dem Hausarzt auch häufiger, durchgeführt werden.

Entgleisung des Diabetes mellitus

Es gibt zwei Arten der Entgleisung des Diabetes mellitus: die *Unterzuckerung* (Hypoglykämie) – mehr erfahren Sie darüber im Kapitel Unterzukkerung (s. S. 57 ff.) – und die *Überzuckerung* (Hyperglykämie). Letztere tritt häufig in Zusammenhang mit Erkrankungen und Fieber auf.

Bei einer Überzuckerung bemerkt der Diabetiker zunächst keine körperlichen Veränderungen oder Mißempfindungen. Nur durch regelmäßige Blutzucker-Messungen erkennt der Patient trotz anfänglich fehlender Symptome seine Entgleisung rechtzeitig. Wie bereits in früheren Kapiteln beschrieben, wird ab einem Blutzuckerwert von 160 bis 180 mg/dl die Nierenschwelle überschritten, so daß Zucker mit dem Harn ausgeschieden wird. In einem solchen Fall fehlt Insulin, und der Blutzucker kann nicht in die Körperzelle gelangen. Da die Zellen zur Energiegewinnung keine Glukose vorfinden, bauen sie körpereigene Fette ab, so daß Aceton als Abfallprodukt entsteht. Wird in diesem Stadium kein Insulin injiziert, entzieht der im Blut schwimmende Zucker den Körperzellen Wasser. Das nennt man *Dehydration*. Die Folge davon: Der Diabetiker kann bewußtlos werden. Dies nennt der Arzt ein *diabetisches Koma mit Ketoazidose* (Bewußtlosigkeit mit Ausscheidung von Zukker und Aceton im Urin) – eine Notfallsituation, die im Krankenhaus behandelt werden muß.

Symptome der Überzuckerung sind: Müdigkeit, Mattigkeit, häufiges Wasserlassen, Durstgefühl, Gewichtsabnahme, Wadenkrämpfe, Juckreiz, Übelkeit, Erbrechen, Bauchschmerzen, Acetongeruch in der ausgeatmeten Luft (wie Nagellackentferner) und Bewußtlosigkeit.

So vermeiden Sie eine Stoffwechselentgleisung

Regelmäßige Selbstkontrollen sind das beste Mittel gegen eine Stoffwechselentgleisung. Wird eine Erhöhung des Blutzukkers festgestellt, muß zunächst überprüft werden, ob ein Diätfehler vorliegt, die Tabletten regelmäßig eingenommen wurden beziehungsweise das Insulin regelmäßig injiziert worden ist. Ermittelt man dabei einen Fehler, ist der Grund der Entgleisung bereits gefunden. Sie kann durch sofortige Tabletteneinnahme oder Insulininjektion korrigiert werden. Stellt sich jedoch heraus, daß alle Tabletteneinnahmen beziehungsweise Insulininjektionen regelmäßig erfolgten, liegt ein anderer Grund für die Entgleisung vor. Um in einem solchen Fall ein diabetisches Koma zu verhindern, ist die Tabletten- beziehungsweise die Insulindosis sofort zu erhöhen.

Es muß auch noch darauf hingewiesen werden, daß es durch ständige Injektionen in ein und dieselbe Hautstelle zu Verhärtungen mit langsamerer Resorption des Insulins kommen kann. Dies kann ebenfalls eine Hyperglykämie verursachen. Außerdem sollte bei zu hohen Blutzuckerwerten sichergestellt werden, daß keine hormonelle Störung vorliegt.

Entgleisung durch Fieber

Bei Erkrankungen mit Fieber ist für den Diabetiker größte Vorsicht geboten. Denn dabei kommt es immer wieder zu einer Entgleisung. Der Grund: Bedingt durch die Temperaturerhöhung reicht das Insulin nicht mehr aus. Das bedeutet für tablettenpflichtige Diabetiker möglicherweise eine vorübergehende Umstellung auf Insulin und für Insulin spritzende Patienten eine Erhöhung der Insulindosis. Als „Daumenregel" gilt dabei: Erhöhung der Insulinration um 10 bis 20 Prozent der Tagesinsulindosis. Lassen sich trotzdem weiterhin Zucker und Aceton im Urin nachweisen, sind zusätzliche Injektionen von Normalinsulin erforderlich – und zwar im Vier-Stunden-Rhythmus.

Bei fieberhaften Magen-Darm-Erkrankungen mit Appetitlosigkeit oder Brechdurchfall ist ebenfalls eine Erhöhung der Insulindosis erforderlich. Es wäre grundverkehrt, auf Insulin zu verzichten, weil die Kohlenhydrate nicht aufgenommen oder erbrochen wurden. Denn wie bei jeder anderen fieberhaften Entzündung braucht der Organismus aufgrund vorübergehender geringerer Insulinempfindlichkeit sogar vermehrt Insulin.

Leicht verdauliche Kohlenhydrate wie Kompott, Zwieback, Haferflocken, Grieß, Saft oder Bananen können helfen, den Magen-Darm-Infekt schnell zu überwinden. Ganz wichtig ist auch, daß der Diabetiker vermehrt Flüssigkeit zu sich nimmt. Bei Erbrechen sollten außerdem Zäpfchen gegen den Brechreiz verabreicht werden.

Sind Diabetiker durch entzündliche Erkrankungen häufiger gefährdet?

Die Frage nach einer erhöhten Anfälligkeit für Infektionen wird von Diabetikern immer wieder gestellt. Früher wurde dies von ärztlicher Seite bejaht. Nach heutigen Gesichtspunkten trifft das nicht mehr zu. Lediglich ein schlecht eingestellter Diabetes kann aufgrund erhöhter Glukosewerte zu einer vermehrten Anfälligkeit für Entzündungen führen. Auch hier ist eine gute Einstellung des Diabetes die beste Vorbeugung.

Drei Beispiele aus der Praxis

1. Eine 64jährige Patientin, seit vielen Jahren Diabetikerin, die drei Jahre lang mit Diät und seit acht Jahren zusätzlich mit Tabletten therapiert wird, sucht ihren Hausarzt wegen entzündeter Geschwüre an beiden Füßen auf. Der Arzt hatte der Frau bereits ein Jahr zuvor geraten, von Tabletten auf Insulin umzusteigen, da in ihrem Urin Zucker ausgeschieden wurde. Die Geschwüre an ihren Füßen waren eindeutig auf Druckstellen zurückzuführen, die sich später entzündet hatten. Eine sofort durchgeführte Untersuchung ergab, daß die Glukose im Blut auf 280 mg/dl erhöht war. Außerdem stellte der Arzt bei ihr einen Harnwegsinfekt fest. Die Frau wurde in ein Krankenhaus eingewiesen.

Fazit: Hier handelt es sich um einen schlecht eingestellten Diabetes. Eine frühzeitige Umstellung auf Insulin wäre sicherlich schon vor einem Jahr ratsam gewesen. Die zu Geschwüren gewordenen Druckstellen deuten auf Durchblutungsstörungen beider Füße hin. Solche entzündlichen Erkrankungen der Haut treten häufig bei schlechter Stoffwechsellage auf und erhöhen die Infektanfälligkeit. Aktueller Hinweis auf die augenblickliche Stoffwechselentgleisung der Patientin ist der Harnwegsinfekt.

Auch hier zeigt sich wieder die Notwendigkeit einer frühzeitigen, dauerhaften Stoffwechselnormalisierung. Denn dadurch wäre in diesem Fall nicht nur die Entgleisung, sondern sogar die Geschwürbildung von Anfang an vermieden worden.

Therapie: Oberstes Behandlungsziel bei dieser Patientin ist eine Normalisierung ihres Diabetes. Deshalb wurde die Frau im Krankenhaus sofort auf eine Insulintherapie umgestellt. Gegen die Geschwüre an den Füßen behandelten die Ärzte sie mit einer Antibiotikasalbe. Außerdem erhielt die Patientin Infusionen, um die Durchblutung zu verbessern.

Nach drei Wochen konnte sie das Krankenhaus wieder verlassen.

2. Beim täglichen Blutzuckermessen bemerkt ein 24 Jahre alter, gut eingestellter Diabetiker, daß der morgendliche Nüchternwert auf 290 mg/dl erhöht ist. Im Urin kann er sowohl Zucker als auch Aceton nachweisen. Er erinnert sich, daß er am Abend zuvor vergessen hatte, seine normale Insulinmenge zu injizieren. Daraufhin erhöht er seine morgendliche Insulindosis um 20 Prozent. Als er mittags immer noch erhöhte Blutzuckerwerte feststellt, injiziert er zusätzlich vier Einheiten Normal-Insulin. Gegen 14 Uhr hat sich daraufhin sein Blutzuckerspiegel wieder normalisiert.

Fazit: Durch regelmäßige Selbstkontrollen des Diabetikers lassen sich Entgleisungen frühzeitig erkennen und sofort durch verschiedene Maßnahmen korrigieren.

3. Eine 44jährige, insulinpflichtige Patientin unternimmt zum ersten Mal in ihrem Leben eine Kreuzfahrt. Aufgrund der ungewohnten, ständigen Schiffsbewegungen wird sie gleich zu Beginn der Reise von einer Magen-Darm-Erkrankung mit Durchfall und Erbrechen geplagt. Da sie wie üblich jeden Morgen ihr Insulin injiziert hatte, befürchtet sie wegen des ständigen Erbrechens eine Unterzuckerung. Mit leicht verdaulichen Kohlenhydraten und darmberuhigenden Medikamenten (zum Beispiel Paspertin, Imodium) hilft sie sich über die bedrohliche Situation hinweg. Nach Gewöhnung an die Schiffsbewegungen erlebt die Patientin eine interessante Kreuzfahrt ohne Beeinträchtigung durch ihren Diabetes.

Fazit: Ein gut informierter Diabetiker kann fast alle Situationen beherrschen.

Unterzuckerung

Die Unterzuckerung ist die häufigste und gefährlichste Komplikation bei tabletten- und insulinpflichtigen Diabetikern. Aus diesem Grund müssen der Patient und seine Angehörigen ausführlich darüber informiert sein, um die Frühwarnsymptome rechtzeitig zu erkennen und die richtigen Gegenmaßnahmen unverzüglich einleiten zu können.

Bei einer straffen, normnahen Blutzuckereinstellung ohne Werte oberhalb der Nierenschwelle können Unterzuckerungen eher auftreten als bei einer schlechten Einstellung mit Werten oberhalb der Nierenschwelle. Nun wäre es allerdings falsch, daraus zu schließen, daß das einfachste Mittel gegen eine Unterzuckerung permanent hohe Blutzuckerwerte seien. Es geht kein Weg an einer guten, normnahen Einstellung vorbei. Denn hohe Blutzuckerwerte sind die Wegbereiter diabetischer Spätschäden mit Durchblutungsstörungen fast aller Organe (siehe auch Kapitel Spätkomplikationen, S. 71 ff.). Das ist durch zahlreiche wissenschaftliche Studien eindeutig nachgewiesen worden.

Aufgrund dieser Tatsachen gilt es, einen Mittelweg zu finden, der Unterzuckerungen und Spätschäden gleichermaßen vermeiden hilft.

Als *Unterzucker* bezeichnet man Blutzuckerwerte unter 50 mg/dl. Unterzuckerungssymptome können jedoch auch von schlecht eingestellten Diabetikern mit ständigen Werten oberhalb von 250 mg/dl empfunden werden, wenn sie innerhalb kurzer Zeit in den Bereich um 100 mg/dl oder niedriger gesenkt werden. Ähnlich reagieren auch Patienten mit dauerhaft hohem Blutdruck. Denn bei abrupter Senkung des Blutdrucks in den Normbereich fühlen sie sich müde, schlapp und kraftlos. Sie waren zu lange an zu hohe Werte gewöhnt. Der Grund in beiden Fällen: Der Organismus muß sich erst wieder von neuem an den normalisierten Blutzucker beziehungsweise Blutdruck gewöhnen.

Die häufigsten Ursachen für eine Unterzuckerung sind außergewöhnliche *körperliche Anstrengungen*, *Diätfehler* und *Überdosierung von Tabletten und/oder Insulin*. Außerdem kann *Alkohol* in größeren Mengen durch Hemmung der Zuckermobilisierung in der Leber dazu führen. Weitere Ursachen für Unterzuckerungen sind *Erbrechen* und *Durchfall* als Folge von Magen-Darm-Erkrankungen, da die aufgenommenen

Kohlenhydrate nicht vollständig vom Körper verwertet werden. Und schließlich kann auch *sinkender Insulin- oder Tablettenbedarf* bei Gewichtsreduktion der Grund für eine Hypoglykämie sein.

Eine besondere Situation entsteht nach Erstmanifestation eines Typ I-Diabetes: In 40 Prozent der Fälle tritt zwischendurch eine Phase ein, die durch eine Erholung der Bauchspeicheldrüse gekennzeichnet ist. In dieser Erholungsphase wird vorübergehend wieder Insulin produziert, so daß der Bedarf des Insulins, das durch die Spritze zugeführt wird, ständig sinkt. Dieser Zustand, auch Remissionsphase genannt, kann Wochen und Monate dauern, selten jedoch länger als ein Jahr.

Symptome der Unterzuckerung

Die typischen Symptome der Hypoglykämie sollten alle insulin- oder tablettenpflichtigen Diabetiker kennen. Denn sie sind das Frühwarnsystem des Körpers vor einer Unterzuckerung. Meist kündigt sich die Unterzuckerung zuerst durch *Müdigkeit, Schwächegefühl, Heißhunger, Herzklopfen* und *Schweißausbruch* an. Es folgen *Konzentrationsschwäche, Sehstörungen, Stimmungsveränderungen* sowie *Wortfindungsstörungen*. Im Endzustand kommt es zu *Bewußtseinsstörungen mit Eintrübung* bis zur völligen *Bewußtlosigkeit* mit *Krampfanfällen*. Die letzten Symptome sind zum Glück selten und können in den allermeisten Fällen durch eine rechtzeitige Gabe von schnell resorbierbaren Kohlenhydraten vermieden werden.

Leichte Unterzuckerungen, die rechtzeitig erkannt und behandelt werden, haben keine schädlichen Folgen. Um sofort handeln zu können, sollte jeder Diabetiker seine individuellen Frühwarnsymptome kennen.

So bekämpfen Sie eine Unterzuckerung

Als geeignete Gegenmittel sind an erster Stelle schnell resorbierbare Kohlenhydrate zu nennen, also solche, die schnell in die Blutbahn aufgenommen werden. Dazu gehören *Trauben- und Haushaltszucker*. Noch schneller wirkt in warmem Wasser *gelöster Zucker*. Außerdem geeignet: mit Zucker gesüßte Säfte aller Art, Limonade, Cola oder Kompotte. Sie sind festen zuckerhaltigen Nahrungsmitteln wie Keksen, Rosinen oder Kuchen vorzuziehen.

Wichtig ist, daß der Betroffene bei den ersten Anzeichen einer Unterzuckerung *sofort* reagiert. Deshalb sollten Diabetiker stets Traubenzucker bei sich tragen und für die Nacht griffbereit auf dem Nachttisch liegen haben.

Die Symptome einer leichten Unterzuckerung werden durch die vorgenannten Maßnahmen schnell behoben. Eventuell empfiehlt sich die Einnahme einer weiteren Broteinheit in Form von Obst oder eines Butterbrotes, damit sich der Unterzucker in der Folgezeit nicht wiederholt. Falsch ist es jedoch, aus übermäßiger Angst vor neuen Unterzuckerungen unkontrolliert Kohlenhydrate zu sich zu nehmen.

Unterzuckerungen mit Bewußtlosigkeit sind nicht so einfach zu therapieren. Hier müssen Glukagon oder Glukose injiziert werden. Glukagon ist ein Hormon, das ebenfalls in der Bauchspeicheldrüse gebildet wird. Es setzt in der Leber Glukose frei und erhöht dadurch den Blutzucker (Gegenspieler des Insulins).

Ein bewußtloser Patient ist nicht mehr in der Lage, sich selbst zu helfen. Deshalb müssen die Angehörigen Glukagon injizieren können. Wie das Hormon in die Spritze aufgezogen und dann injiziert wird, zeigen die folgenden Bilder auf Seite 60.

Das Mittel verschreibt der Hausarzt, und es muß für den Notfall zu Hause griffbereit stehen. Doch die ganze Notfallvorsorge ist nutzlos, wenn nicht die Angehörigen des Diabetikers das Aufziehen des Glukagons üben. Denn wenn eine schwere Unterzuckerung auftritt, bleibt keine Zeit mehr für das Studium von Gebrauchsanleitungen. Es muß sofort gehandelt werden. Eine Desinfektion der Haut mit Alkohol ist wie bei der Insulininjektion nicht erforderlich.

Das Glukagon wirkt gleich schnell bei einer Injektion ins Muskel- oder ins Unterhautfettgewebe. Eventuell ist eine weitere Injektion des Wirkstoffes nötig. Sobald sich der Zustand des Patienten gebessert hat, sollte er schnell resorbierbare Kohlenhydrate zu sich nehmen, weil er andernfalls erneut in eine Unterzukkerung geraten kann. Falsch ist es jedoch, einem bewußtlosen Patienten Flüssigkeit einflößen zu wollen, weil diese nämlich über die Luftröhre in die Lunge geraten und Komplikationen wie zum Beispiel eine Lungenentzündung auslösen kann.

Sollten alle diese Maßnahmen keinen Erfolg zeigen, muß sofort der Hausarzt oder der Notarzt benachrichtigt werden. Er wird dem Bewußtlosen über eine Vene Glukose zuführen. Danach tritt meist eine sofortige Besserung ein, und die Einweisung in ein Krankenhaus wird überflüssig.

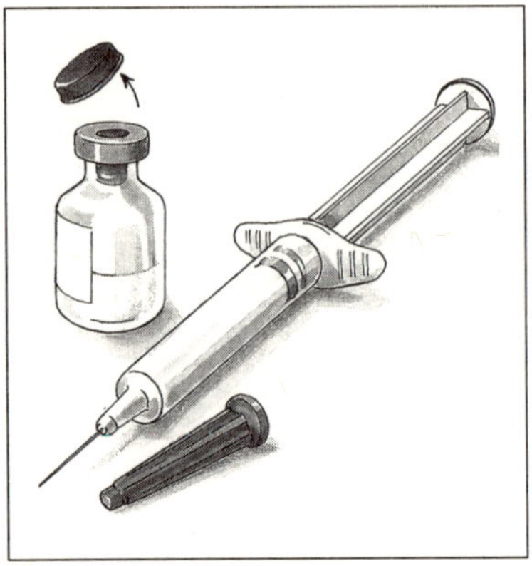

1. Entfernen Sie die Schutzkappen von der Ampulle mit dem Glukagonpulver und von der Fertigspritze mit dem Lösungsmittel

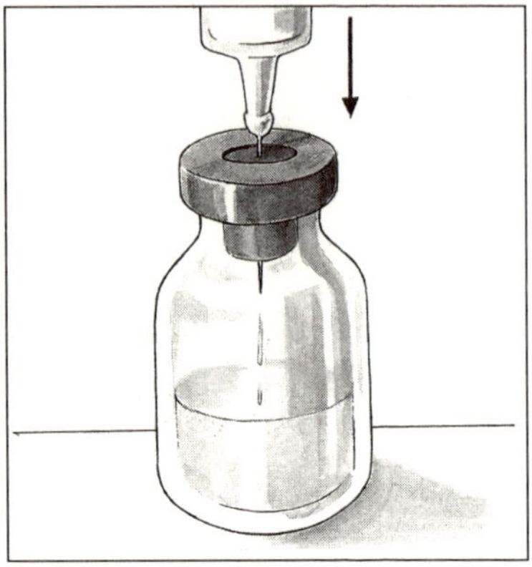

2. Spritzen Sie das Lösungsmittel in die Ampulle

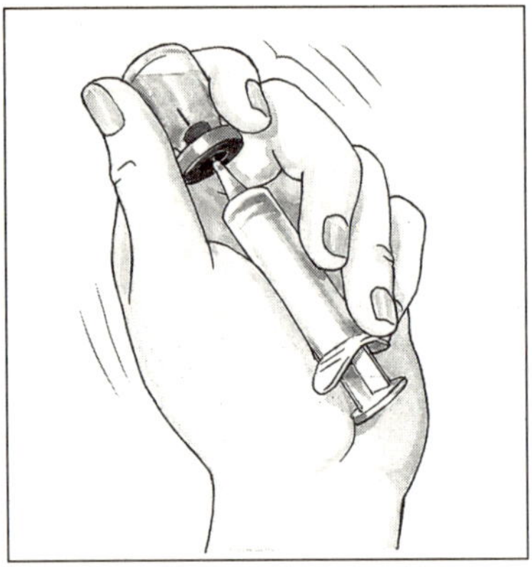

3. Schütteln Sie, bis sich die Trokkensubstanz vollständig gelöst hat

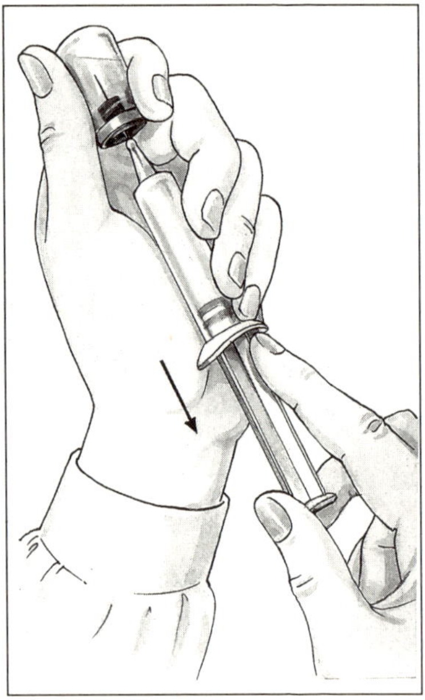

4. Fertige Glukagonlösung in die Spritze aufziehen

Klären Sie die Ursache!

Sobald es dem Patienten besser geht, muß geklärt werden, wie es zu der Entgleisung kommen konnte. Die folgenden vier Fragen sollen dem Diabetiker helfen, die Ursache zu finden:

- Habe ich einen Diätfehler begangen, auf Broteinheiten verzichtet?
- Habe ich die richtige Menge Insulin injiziert (Verwechslung Morgen- und Abendinsulin)?
- Habe ich durch Sport oder anderweitige vermehrte körperliche Aktivität die Unterzuckerung herbeigeführt?
- Habe ich zuviel Alkohol getrunken ohne zusätzliche Einnahme von Kohlenhydraten?

Führen diese vier Fragen zu keiner Klärung, muß die Dosis des Insulins vermindert werden, das die Unterzuckerung verursacht hat. Es hilft nicht viel, die Insulinmenge zu senken, die nach der Entgleisung im Organismus wirkt. Denn dieses Insulin war nicht für die Unterzuckerung verantwortlich. Geschah die Entgleisung im Laufe des Tages, muß das am nächsten Morgen zu injizierende Insulin gesenkt werden. Umgekehrt, wenn die Unterzukkerung in der Nacht auftrat, ist nicht das morgendliche, sondern das am nächsten Abend zu injizierende Insulin zu verringern. Es empfiehlt sich dabei eine Reduktion des betreffenden Insulins um 10 bis 20 Prozent der zu verabreichenden Dosis (entsprechende Beispiele sind im Kapitel Insulinanpassung ausführlich beschrieben, s. S. 64 ff.).

Die Selbsthilfe des Organismus

Nach einer Unterzuckerung steigt der Blutzucker meistens an. Er kann sogar Werte weit über 200 mg/dl erreichen: Der Organismus versucht sich während der Unterzuckerung selbst zu helfen, indem er gegenregulatorische Hormone ausschüttet. Bei dieser *Gegenregulation* kommt es zur Ausschüttung von Noradrenalin/Adrenalin sowie Cortisol aus der Nebenniere. Ziel ist das Vermeiden einer länger dauernden Unterzuckerung. Resultat dieser gegenregulatorischen Hormone sind die für eine Unterzuckerung typischen Symptome. Als weitere Folge ergibt sich eine überschießende Reaktion dieser Hormone, was zu erhöhten Blutzuckerwerten mit Zucker- und eventuell Acetonausscheidungen im Urin führt. Nächtliche Unterzuckerungen – auch wenn sie vom Betroffenen

nicht bemerkt werden – können ebenfalls zu erhöhten Blutzuckerwerten führen. Der Patient bemerkt das am Morgen danach durch Kopfschmerzen, Schwäche und häufig verschwitzte Schlafbekleidung. Auch hier sind die erhöhten Nüchternwerte auf eine Gegenregulation des Organismus mit vermehrter Ausschüttung blutzuckersteigernder Hormone zurückzuführen.
Auch bei der nächtlichen Unterzuckerung muß geklärt werden, wie es dazu kommen konnte. Wenn kein Diätfehler, keine vermehrte sportliche Aktivität und kein erhöhter Alkoholgenuß vorgelegen haben, ist die abendliche Insulin-Dosis zu reduzieren. Beispiele hierfür finden sich ebenfalls in dem Kapitel „Insulinanpassung“ (s. S. 64 ff.).

Das Morgendämmerungsphänomen

Es darf nicht verwechselt werden mit der vorweg beschriebenen nächtlichen Gegenregulation. Denn auch beim Morgendämmerungsphänomen (Dawn-Phänomen) treten erhöhte morgendliche Nüchtern-Blutzuckerwerte auf – allerdinge ohne vorausgegangene nächtliche Unterzuckerung. Ursache ist vielmehr ein erhöhter Insulinbedarf in den frühen Morgenstunden.
Alle Menschen unterliegen einem individuellen Biorhythmus mit unterschiedlicher Ausschüttung von Wachstumshormon, Katecholaminen, Glucagon und Cortisol. Daher reicht bei manchen Patienten das Insulin-Depot in den frühen Morgenstunden nicht mehr aus. Als Folge steigt der Blutzuckerspiegel an. Im Gegensatz zu erhöhten Nüchternwerten durch Gegenregulation muß beim Morgendämmerungsphänomen das am Abend verabreichte Verzögerungsinsulin erhöht werden. Noch besser ist es, das Verzögerungsinsulin unmittelbar vor dem Zubettgehen zu injizieren (Spätinjektion). Dadurch reicht die Wirkung des Insulins weiter in den Morgen hinein und das Dämmerungsphänomen wird dadurch häufig ausgeglichen.
Eine andere Möglichkeit bietet eine *vorprogrammierbare Insulin-Pumpe,* die auf den morgendlichen Insulinmehrbedarf eingestellt werden kann. Nähere Einzelheiten erfahren Sie im Kapitel „Neues aus der Diabetes-Forschung“ (s. S. 90 ff.).
Um das Dämmerungsphänomen von einer Gegenregulation unterscheiden zu können, sind nächtliche Blutzuckermessungen erforderlich. Besteht dazu keine Möglichkeit, sollte auf jeden Fall die abendliche Insulindosis redu-

ziert werden. Kommt es danach zu ansteigenden Blutzuckerwerten und einer Erhöhung der Urinzuckerausscheidung, spricht das gegen eine Gegenregulation nach Unterzuckerung.

Finden und bewahren Sie Ihr Gleichgewicht!

Grundsätzlich gilt: Sowohl nächtliche als auch am Tage auftretende Unterzuckerungen sollten vermieden werden. Lediglich leichten Unterzucker, der frühzeitig an den Frühwarnsymptomen zu erkennen und durch schnell resorbierbare Kohlenhydrate auszugleichen ist, darf der Diabetiker bei einer strengen Stoffwechseleinstellung tolerieren.

Jeder mit Tabletten oder Insulin behandelte Patient sollte über die Unterzuckerungssymptome,
über den Einfluß der Diät auf den Blutzuckerspiegel, die Notwendigkeit der regelmäßigen Verteilung der Kohlenhydrate über den Tag sowie über die blutzuckersenkende Wirkung körperlicher Aktivität aufgeklärt sein. Ferner darüber, daß beim Typ I-Diabetiker der Insulinbedarf in der Remissionsphase oder beim Typ II-Diabetiker der Insulin- beziehungsweise Tablettenbedarf nach Gewichtsreduktion sinkt. Schließlich muß er wissen, daß Alkohol durch Hemmung der Zuckerausschüttung aus der Leber zur Unterzuckerung führt.

Bei Kenntnis all dieser Faktoren gilt es, ein Gleichgewicht zu finden. Ist das durch Berücksichtigung aller für den Diabetiker wichtigen Verhaltensregeln erreicht, hat er folgendes zu beachten: Bei Veränderung eines der den Blutzucker beeinflussenden Faktoren müssen ein oder zwei weitere Faktoren in dem Gleichgewicht ebenfalls verändert werden. So sollte jemand, der sich vorgenommen hat, künftig sportlich aktiv zu sein, den Blutzuckerspiegel durch zusätzliche Gaben von Kohlehydraten und/oder Reduzierung der Insulindosis konstant halten. Sonst kommt es bei guter Ausgangslage des Blutzuckers zu einer Unterzuckerung.

Insulinanpassung

Die Insulinanpassung soll dem Diabetiker helfen, seinen Stoffwechsel zu normalisieren. Ziel einer jeden Diabetesbehandlung ist das körperliche und seelische Wohlbefinden des Patienten, aber auch die Vermeidung von Spätkomplikationen.

In den vorangegangenen Kapiteln haben Sie schon sehr viel über den richtigen Umgang mit dem Diabetes mellitus erfahren. Einiges davon soll hier noch einmal komprimiert wiederholt werden, um das Prinzip der Insulinanpassung und die Beispiele aus der Praxis leichter verständlich zu machen: Es sind vornehmlich drei Faktoren, die den Blutzuckerspiegel beeinflussen: *Bewegung, Insulin, Diät.* Diese drei Punkte müssen miteinander ins Gleichgewicht gebracht werden. Schon durch Veränderung eines der Faktoren kann der Stoffwechsel entgleisen.

Bei vermehrter körperlicher Aktivität wird vermehrt Zucker verbraucht. Dadurch kann es zu Unterzuckerungen kommen, ebenso kann eine Unterzuckerung durch das Fortlassen von Kohlenhydraten entstehen. Werden dagegen zusätzlich zum Diätplan Kohlenhydrate aufgenommen, steigt der Blutzuckerspiegel an.

Insulin senkt den Blutzuckerspiegel, indem es die Körperzellen für Zucker durchlässiger macht und die Glukose so ungehindert von der Blutbahn in die Zelle strömen kann. Daraus folgt: Bei zuwenig Insulin gelangt die Glucose nicht rasch genug in die Zellen, bleibt dadurch zu lange in der Blutbahn und verursacht einen Anstieg des Blutzuckerspiegels. Ist die Insulindosis hingegen zu hoch, wandert die Glukose zu schnell in die Körperzellen ab, und es kommt zur Unterzuckerung.

Voraussetzung für eine Änderung der Insulindosis und damit für eine situationsgerechte Insulinanpassung sind die täglichen Stoffwechselkontrollen und die Kenntnis der Insulinwirkungsprofile.

Verminderung der Insulindosis

Unterzuckerungen können ausgelöst werden durch zuviel körperliche Belastung, Fortlassen von Kohlenhydraten, zuviel Insulin oder zu hohen Alkoholgenuß. Sind bei der Erforschung der auslösenden Gründe Diätfehler, vermehrte körperliche

Aktivitäten und Alkoholgenuß auszuschließen, muß die Insulindosis reduziert werden, um weitere Unterzuckerungen zu vermeiden. Die Tabelle (s. S. 66) macht die Veränderungsmöglichkeiten bei Unterzuckerungen deutlich. In diesem Beispiel wurden morgens und abends Normalinsulin und Verzögerungsinsulin individuell gemischt.

Patienten, die morgens und abends Mischinsuline injizieren, müssen ihr Insulin um zehn Prozent reduzieren. Möglicherweise bedarf es außerdem einer gleichzeitigen Umverteilung der Kohlenhydrate.

Zwei Beispiele aus der Praxis:

1. Ein 35 Jahre alter, normgewichtiger Diabetiker ist auf eine individuelle Mischung von schnell wirkendem und Verzögerungsinsulin eingestellt, das er jeweils morgens und abends injiziert. Nach dem Klinikaufenthalt bemerkt er, daß er regelmäßig um 14 Uhr unterzuckert. Durch Einnahme von Traubenzucker kann er die akuten Unterzuckerungswarnsymptome beheben.

Er überprüft die Faktoren, die zur Unterzuckerung führen können (Bewegung, Insulin, Diät). Da er im Laufe des Vormittags nicht mehr als üblich körperlich belastet war und auch nicht auf Kohlenhydrate verzichtet hatte, entschließt er sich am nächsten Morgen, das Insulin zu reduzieren. Weil das Verzögerungsinsulin gegen 14 Uhr sein Wirkungsmaximum hat, muß er dieses morgens verringern. Er weiß: Die Reduktion soll anfangs 10 Prozent der morgendlichen Verzögerungsinsulindosis ausmachen. Stellt sich trotzdem gegen 14 Uhr eine Unterzuckerung ein, muß die Dosis um weitere 10 Prozent verringert werden.

Fazit: Der 35jährige Diabetiker hat aufgrund regelmäßiger Kontrollen rechtzeitig reagiert und so seinen Stoffwechsel mit einer Senkung der Insulindosis wieder stabilisieren können.

2. Der Rettungswagen liefert eine bewußtlose 40jährige Frau in ein Krankenhaus ein. Weil ihrem Personalausweis ein zusätzlicher Diabetikerausweis beiliegt, wird die richtige Diagnose „Unterzuckerung“ erleichtert. Nach einer intravenösen Glukose-Infusion kommt die Patientin rasch wieder zu sich. Als sie wieder ansprechbar ist, teilt sie dem Bereitschaftsarzt auf dessen Befragen mit: „Bevor ich ohnmächtig wurde, habe ich Alkohol getrunken.“

Fazit: Nicht nur Bewegung, Insulin, Diät führen zu Unterzuckerungen, sondern auch vermehrter Alkoholgenuß.

Unterzuckerung	Frage nach der Ursache	Antwort	Insulin		Diät
vormittags	1. zuviel körperliche Belastung? 2. Verzicht auf Kohlehydrate im Lauf des Vormittags?	nein nein	Senkung des am Morgen injizierten Normal-(Alt)insulins	oder	Zusätzliche BE zum 1. und/oder 2. Frühstück
nachmittags	1. körperliche Belastung? 2. Diätfehler?	nein nein	Senkung des am Morgen injizierten Verzögerungsinsulins	oder	Zusätzliche BE zum Mittagessen und/oder zur Vesper
abends	1. körperliche Belastung? 2. Diätfehler?	nein nein	Senkung des am Abend injizierten Normal-(Alt)insulins	oder	Zusätzliche BE zum Abendessen und/oder zur Spätmahlzeit
nachts	1. körperliche Belastung? 2. Diätfehler?	nein nein	Senkung des am Abend injizierten Verzögerungsinsulins	oder	Zusätzliche BE zur Spätmahlzeit

Veränderung der Insulinmenge oder der Diät bei Unterzuckerung

Erhöhung der Insulindosis

Mögliche Gründe für eine Blutzuckererhöhung sind: Zusätzliche Zufuhr von Kohlenhydraten, weniger Bewegung als üblich, zu geringe Insulindosis, Infektionen, Medikamente (Cortison, Entwässerungstabletten) oder außergewöhnliche Streßbelastungen. Weiterhin eine vorangegangene Unterzuckerung mit Ausschüttung gegenregulatorischer Hormone.
Die Tabelle (s. S. 68 f.) demonstriert die möglichen Zeiten einer Überzuckerung und gibt entsprechende Konsequenzen an.

Vier Beispiele aus der Praxis:
1. Eine 12jährige Diabetikerin hat vor Klassenarbeiten häufig Angst, obwohl sie eine ausgezeichnete Schülerin ist. Sie erzielt gute Noten in ihren Arbeiten, doch sie stellt fest, daß sie während der zweiten Hälfte der Klassenarbeit unkonzentriert arbeitet und nach deren Beendigung einen erhöhten Blutzuckerspiegel hat.
Fazit: Trotz generell guter schulischer Leistungen wird hier die Klassenarbeit als Streß empfunden und führt zu Blutzuckererhöhungen. In solchen Situationen kann eine vorsichtige Erhöhung des am Morgen injizierten schnell wirkenden Insulins versucht werden.
2. Eine 65 Jahre alte insulinpflichtige Patientin bekommt einen fieberhaften Infekt. Mit Hilfe ihrer Teststreifen weist sie Zucker im Urin nach. Daraufhin steigert die Frau die Dosis ihres morgendlichen Mischinsulins und kann dadurch ihren erhöhten Blutzuckerwert wieder dauerhaft unterhalb der Nierenschwelle senken.
Fazit: Der Blutzucker wird durch Infektionen erhöht. Eine Insulinanpassung ist unbedingt erforderlich. Nach Genesung von der Infektion muß die Patientin jedoch die Insulindosis unbedingt wieder reduzieren.
3. Bei seinen täglichen Blutzuckerbestimmungen stellt ein 30jähriger Mann fest, daß sein Blutzucker regelmäßig beim Aufstehen am frühen Morgen erhöht ist. Nächtliche Unterzuckerungen – und damit eine Gegenregulation des Körpers – kann er ausschließen, weil er mehrmals zwischen zwei und drei Uhr nachts den Blutzucker bestimmt hat. Diese Messungen ergaben Werte zwischen 80 und 120 mg/dl. Eine weitere Steigerung der Insulindosis am Abend ist nicht mehr möglich.
Fazit: Es liegt ein Dämmerungsphänomen (Dawn-Phänomen) vor. Der Blutzucker steigt dabei in den frühen Morgenstunden an –

Überzuckerung	Frage nach der Ursache	Antwort	Bewegung		Insulin		Diät
vormittags	1. weniger körperliche Belastung? 2. Diätfehler? 3. Erkrankung? 4. Streß?	nein nein nein nein	regelmäßig Sport am Vormittag	oder	Erhöhung des am Morgen injizierten Normal-(Alt)insulins	oder	regelmäßig weniger BE am Vormittag
nachmittags	1. körperliche Belastung 2. Diätfehler? 3. Erkrankung? 4. Streß?	nein nein nein nein	regelmäßig Sport am Nachmittag	oder	Erhöhung des am Morgen injizierten Verzögerungsinsulins	oder	regelmäßig weniger BE am Nachmittag
abends	1. körperliche Belastung? 2. Diätfehler? 3. Erkrankung? 4. Streß?	nein nein nein nein	regelmäßig Sport am Abend	oder	Erhöhung des am Abend injizierten Normalinsulins	oder	regelmäßig weniger BE am Abend

Über zuckerung	Frage nach der Ursache	Antwort	Bewegung	Insulin	Diät
nachts	1. körperliche Belastung? 2. Diätfehler? 3. Erkrankung? 4. Streß?	nein nein nein nein		Erhöhung des am Abend injizierten Verzögerungsinsulins oder	regelmäßig weniger BE zur Spätmahlzeit
nüchtern beim Aufstehen	1. nächtliche Unterzuckerung	nein		Erhöhung des am Abend injizierten Verzögerungsinsulins oder das Verzögerungsinsulin später am Abend injizieren	
	2. nächtliche Unterzuckerung	ja		Verminderung des am Abend injizierten Verzögerungsinsulins	

Veränderung der Insulinmenge oder der Diät oder vermehrte Bewegung bei Überzuckerung zu einem Zeitpunkt also, wenn der Patient noch fest schläft. Die Insulindosis ist in den frühen Morgenstunden nicht mehr ausreichend. Aus diesem Grund wird dem jungen Mann vom Arzt geraten, das Verzögerungsinsulin am Abend erst kurz vor dem Zubettgehen zu injizieren. Die Wirkung des Verzögerungsinsulins hält dadurch bis zum Aufwachen an, so daß das Dämmerungsphänomen in den meisten Fällen ausgeschaltet werden kann.

4. Eine sehr gewissenhafte, gut eingestellte 32 Jahre alte Patientin stellt regelmäßig zwei Stunden nach dem ersten Frühstück erhöhte Blutzuckerwerte fest.

Alle anderen Werte während des ganzen Tagesablaufs liegen jedoch im normoglykämischen (also im normalen) Bereich. Als gut informierte Diabetikerin führt die Frau regelmäßige Insulinanpassungen bei festgestellten Blutzuckerschwankungen durch: Sie injiziert morgens eine Mischung aus Normal- und Verzögerungsinsulin und mittags Normalinsulin,

Abends injiziert sie noch einmal eine Mischung aus Normal- und Verzögerungsinsulin.

Fazit: Die morgendlichen hohen Blutzuckerwerte nach dem Frühstück konnten durch Vergrößern des Spritz-Eß-Abstandes, durch Erhöhung des Normalinsulins oder durch Verringerung der BE-Anzahl am Morgen verringert werden.

Spätkomplikationen

Über Spätkomplikationen darf man sich als Diabetiker nicht erst Gedanken machen, wenn sie bereits eingetreten sind. Deshalb gilt für Typ I- und Typ II-Diabetiker gleichermaßen: Sorgen Sie für eine dauerhaft gute Stoffwechseleinstellung und machen Sie eine permanent gute Blutzuckereinstellung zu Ihrem obersten Ziel. Nur so können Sie sich vor den Akutsymptomen der Unter- und Überzuckerung schützen und langfristige Schäden vermeiden. Denn die Entwicklung von diabetischen Spätfolgen hängt eng mit der Dauer des Diabetes und der Qualität der Stoffwechseleinstellung zusammen. Bei entsprechender Aufklärung und nach intensiver Schulung können Unter- und Überzuckerung häufig durch den Diabetiker allein beherrscht werden. In Zweifelsfällen steht Ihnen der Hausarzt oder ein Diabeteszentrum zur Seite. Sie sollten sich niemals scheuen, Rat einzuholen oder – wenn nötig – Ihren Diabetes neu einstellen zu lassen. Hohe Blutzuckerwerte führen unabhängig von anderen Faktoren zur Verkalkung sowohl der kleinen (Mikroangiopathie) als auch der großen (Makroangiopathie) Gefäße. Die Gefäßveränderungen entstehen durch einen vermehrten Zuckereinbau in die Gefäßwand: Bei hohen Blutzuckerwerten wird mehr Glukose in die Gefäßwand eingelagert als bei normalen oder leicht erhöhten Werten. Das wiederum macht die Gefäße unelastisch und vermindert schließlich die Fließeigenschaften des Blutes. Gefäßverschlüsse und -verstopfungen sind die Folge. Aus diesen Gründen muß jeder neu entdeckte Diabetes von Anfang an optimal eingestellt werden. Nur so wird es gelingen, Gefäßschäden, wenn nicht zu verhindern, so doch wenigstens weit hinauszuzögern.

Arteriosklerose

Die Gefäßverkalkung (Arteriosklerose) führt zur Minderdurchblutung fast aller Organe, nachdem die ehemals elastischen Gefäße durch die Kalkeinlagerungen starr und porös geworden sind und so den Durchfluß des Blutes behindern:

1. lebensbedrohliche Herzerkrankungen mit Durchblutungsstörungen der Herzkranzgefäße
2. Arteriosklerose der hirnversorgenden Gefäße bis hin zum Schlaganfall

3. arterielle Verschlußkrankheit der unteren Extremitäten (manifestiert sich als „Schaufensterkrankheit" des Diabetikers)

Zusätzlich kennt die Medizin weitere Risikofaktoren, die eine Arteriosklerose beschleunigen. Dazu zählen vor allem *Bluthochdruck*, *Fettstoffwechselstörungen* und *Übergewicht*. Die Normalisierung dieser Risikofaktoren gehört ebenfalls zu einer guten Stoffwechseleinstellung. Da das Körpergewicht sowohl den Blutzucker als auch die Blutfette und den Blutdruck beeinflußt, kommt seiner Normalisierung beim Altersdiabetes eine zentrale Bedeutung zu: 80 Prozent der Typ II-Diabetiker sind übergewichtig.

Die Reduktionskost sollte mit dem Arzt oder der Diabetesberaterin besprochen werden. Eventuell sind weitere therapeutische Konsequenzen wie die Herabsetzung der Tabletten- oder der Insulindosis erforderlich. Häufig ist es sogar möglich, die Stoffwechselstörung durch Gewichtsreduktion zu beheben, so daß in der Folgezeit auf Tabletten oder Insulin ganz verzichtet werden kann.

Ein weiterer – und nicht unerheblicher – Risikofaktor bezüglich der Arteriosklerose ist das Inhalieren des Zigarettenrauches. Denn auch das *Nikotin* führt zu einer Gefäßverengung mit all ihren Folgen.

Die wichtigste Frage des Diabetikers lautet immer wieder: „Können diabetische Spätschäden verhindert werden?"

Die Antwort lautet: „Ja!" Eine dauerhaft gute Stoffwechseleinstellung kann als vorbeugende Maßnahme angesehen werden. Bei gleichzeitigem Meiden der Risikofaktoren (Rauchen, Übergewicht, erhöhte Blutfette, erhöhter Blutdruck) ist das Fortschreiten der Arteriosklerose aufzuhalten. Schon fortgeschrittene Spätschäden mit Organminderdurchblutungen können jedoch unter keinen Umständen mehr rückgängig gemacht werden.

Organschäden

Auch wenn ein diabetischer Spätschaden eingetreten ist, muß man noch lange nicht die Hoffnung aufgeben: Oft kann mit geeigneten Gegenmitteln das Fortschreiten der Krankheit verhindert – oder zumindest verzögert werden. Von Spätkomplikationen betroffen sind vor allem *Augen*, *Nieren*, *Nerven* und *Füße*.

Augen (diabetische Retinopathie)

Da sich im Augenhintergrund Endstrombahnen des Blutkreis-

laufes befinden, kann man diese am besten für die Feststellung möglicher Spätschäden nutzen: Wie in anderen Organen sind auch hier Kapillarverschlüsse möglich. Das Blut tritt dann aus den Gefäßen aus, und kleinste Blutungen oder Gefäßwandaussackungen können beobachtet werden.
Bei weiterhin schlechter Stoffwechsellage bilden sich in der Umgebung dieser Kapillarverschlüsse neue Gefäße, die eine Minderdurchblutung zunächst vermeiden helfen. Doch diese neuen Gefäße wachsen nicht nur am Augenhintergrund, sondern sie wuchern auch in den Glaskörper des Auges. Sie sind zudem so undicht, daß es schließlich zu einer Zunahme der Blutungen kommt. Durch eine Schrumpfung der neuen Gefäße droht sogar eine Netzhautablösung mit Erblindung. Zum Glück kennt die Medizin heute diese Zusammenhänge und ist in der Lage, durch eine gute Stoffwechselführung den Verlauf einer diabetischen Augenhintergrundschädigung günstig zu beeinflussen. Darüber hinaus verfügen die Ärzte über gefäßabdichtende und durchblutungsfördernde Medikamente (zum Beispiel Dexium). Bei schon vorhandenen Gefäßneubildungen kann darüber hinaus eine drohende Netzhautablösung mit möglicher Erblindung durch eine Lichtkoagulation verhindert werden. Dabei setzt der Arzt am Augenhintergrund Entzündungsherde (zum Beispiel mit einem Laserstrahl), die zu einer Vernarbung führen. Diese Vernarbung beugt einer Netzhautablösung vor.
Um den Beginn einer Augenschädigung rechtzeitig erkennen zu können, sind regelmäßige augenärztliche Kontrollen notwendig. Patienten ohne Augenhintergrundveränderungen sollten wenigstens einmal im Jahr, Patienten mit leichten Schäden halbjährlich zum Augenarzt gehen. Werden dabei fortgeschrittene Komplikationen festgestellt, ist eine frühzeitige Lichtkoagulation anzuraten. Da jedoch die sorgfältige Einstellung des Diabetes den Verlauf einer Augenschädigung günstig beeinflußt, bleibt die Normalisierung des Blutzuckers oberstes Therapieziel.

Nieren (Nephropathie)

Bei der Nierenschädigung besteht ebenfalls ein enger Zusammenhang zur Diabeteseinstellung: Bei gut eingestellten Diabetikern entwickelt sich die Nierenschädigung später, weniger häufig, langsamer oder ist sogar zu vermeiden.
Während am Auge diabetische Veränderungen früh zu diagno-

stizieren sind, ist das bei Komplikationen in der Niere nur indirekt möglich. In den meisten Fällen laufen jedoch die Veränderungen in Niere und Auge parallel ab, so daß von den Augen auf den Zustand der Nieren geschlossen werden kann. Laborbefunde wie Eiweißausscheidungen im Urin, Erhöhung von Kreatinin und Harnstoff im Blut weisen auf Veränderungen hin.
Im Endstadium ist die Niere nicht mehr in der Lage, ihrer Aufgabe als Ausscheidungsorgan nachzukommen. Eine Dialyse (Blutwäsche) wird dann unumgänglich. Doch soweit braucht es nicht zu kommen. Denn auch bei den Nieren kann durch eine optimale Einstellung des Diabetes das Fortschreiten der Schädigung verzögert beziehungsweise zum Stillstand gebracht werden. Die beste Vorsorge ist auch hier ein normaler Blutzucker mit Vermeidung der Risikofaktoren. Deshalb hat ein Diabetiker im eigenen Interesse auf eine regelmäßige Kontrolle der Nierenfunktionen durch den Hausarzt zu achten.

Nerven (Neuropathie)

Die Gründe für eine Nervenschädigung sind meistens eine Minderdurchblutung der betreffenden Nerven. Vor allem die unteren Extremitäten werden davon befallen. Die Patienten klagen dann über Ameisenlaufen, Taubheitsgefühl und pelzigem Gefühl mit brennenden Fußsohlen, Krämpfe oder gar Schmerzen in den Waden. Eine Verminderung der Wärmeempfindung spricht ebenfalls für eine Nervenschädigung. Die entscheidende therapeutische Maßnahme für eine Verbesserung der Schädigung ist ebenfalls die konsequente gute Stoffwechseleinstellung mit normalen Blutzuckerwerten. Auch Blutzuckerspitzen nach den Mahlzeiten sollen vermieden werden. Ist eine optimale Stoffwechseleinstellung mit herkömmlichen Maßnahmen nicht zu erreichen, muß der betroffene Diabetiker dies mit häufigeren Normalinsulininjektionen versuchen. Im Einzelfall ist dabei die Umstellung auf eine Insulin-Pumpe ratsam. – Bei guter Einstellung kommt es meistens nach diesen Gegenmaßnahmen zu einer Verbesserung der oben genannten Symptome.
Bei hartnäckigen Beschwerden wird der Arzt zusätzlich Schmerzmedikamente, Vitamin-B-Präparate (zum Beispiel *Neurotrat*) oder Liponsäure (zum Beispiel *Thioctacid*) anwenden.

Der diabetische Fuß

Im Bereich der unteren Extremitäten kann es zu Durchblutungsstörungen der großen und kleinen Gefäße, aber auch zu den beschriebenen Nervenveränderungen kommen. Bei vielen schlecht eingestellten Diabetikern entwikkelt sich so ein charakteristisches Krankheitsbild: der sogenannte diabetische Fuß.

Für Durchblutungsstörungen der großen Gefäße ist eine ausgeprägte Verkalkung typisch. Sie führt zu schmerzhaften Beschwerden in den Beinen mit begrenzter Belastbarkeit.

Hingegen sind die kleinen Gefäße vornehmlich durch Einlagerungen von Zucker verändert. Zusammen mit der Verkalkung in den großen Gefäßen resultieren daraus Verschlüsse mit anschließender Mangeldurchblutung.

Die Veränderung der Nerven läßt den Betroffenen schmerzhafte Druckschädigungen, Temperaturveränderungen und Verletzungen nicht mehr wahrnehmen. Die Folge sind Infektionen, Hornbildungen, Geschwüre, Schwielenbildung und Fußbrand (Gangrän). In einem solchen Fall heilen Wunden sehr schlecht.

Wie zu Beginn des Kapitels erläutert, hat der Diabetiker zunächst eine Normalisierung des Blutzukkers und die Vermeidung von Risikofaktoren anzustreben. Gehtraining und durchblutungsfördernde Medikamente (wie zum Beispiel Dusodril, Bufedil) vermögen darüber hinaus die Kreislaufverhältnisse sowie die Durchblutung anzuregen. Zusätzlich sind regelmäßige Fußinspektionen notwendig.

Hier einige sehr wichtige Tips für Diabetiker, die unter Fußkomplikationen leiden:

- Benutzen Sie keine heißen Wärmflaschen oder Heizkissen und duschen oder baden Sie nicht zu heiß – denn bei diabetischen Patienten kommt häufig eine Störung der Wärmeempfindung vor. Deshalb droht Verbrennungsgefahr.
- Nehmen Sie täglich ein kurzes Fußbad in gut temperiertem Wasser. Füße anschließend gründlich abtrocknen – auch zwischen den Zehen – pudern oder mit Feuchtigkeitscreme einreiben.
- Cremen Sie bei trockener Haut den ganzen Körper gründlich ein.
- Vermeiden Sie auch kleinste Verletzungen der Haut. Gehen Sie deshalb niemals barfuß und tragen Sie kein enges Schuhwerk.
- Tragen Sie orthopädische Schuhe, wenn bereits Empfindungsstörungen bestehen.

Vererbung, Schwangerschaft, Verhütungsmittel

Wie schon zu Anfang des Buches beschrieben, ist der Diabetes mellitus ein Syndrom, für das erhöhte Blutzuckerwerte sowie Störungen im Kohlenhydrat- und Fettstoffwechsel typisch sind. Das gilt gleichermaßen für den Typ I- und für den Typ II-Diabetes. Unterschiede gibt es jedoch in der Insulinabhängigkeit – und in der Vererbung der Erkrankung.

Entstehung und Vererbung des Typ I-Diabetes

Schon Anfang unseres Jahrhunderts gelang es, Veränderungen an den insulinproduzierenden Betazellen der Bauchspeicheldrüse festzustellen. Bei den Veränderungen handelt es sich um Entzündungen der Bauchspeicheldrüse, die im weiteren Verlauf der Diabetes-Erkrankung zur Zerstörung der Betazellen führen. Folge ist eine fehlende Insulin-Sekretion.

Heute wissen wir, daß diese Entzündungen häufig durch Mumps-, Rötel-, Masern- und auch Grippeviren hervorgerufen werden. Doch erst bei entsprechender genetischer Belastung führen solche Virusinfektionen zu einem Insulinmangel.

Daß Viren indirekt einen Diabetes mellitus auslösen können, ist inzwischen in Tierversuchen nachgewiesen worden. So wurde zum Beispiel das in der Bauchspeicheldrüse isolierte Virus eines diabetischen Kindes auf Mäuse übertragen. Die Tiere entwickelten daraufhin ebenfalls einen Diabetes mellitus.

Bei entsprechender erblicher Komponente können Viren zu einer Schädigung der Betazellen in der Bauchspeicheldrüse führen: Die so geschädigten und veränderten Zellen werden vom Organismus als fremd erkannt. Es kommt zur Bildung von Antikörpern, die man heute ebenfalls im Blut der Patienten nachzuweisen vermag. Das Chromosom VI beherbergt Genorte für die Regulierung der Antikörperbildung. Typ I-Diabetiker zeigen eine fast 100prozentige Verknüpfung mit dieser Antikörper-Steuerungszentrale. Das Risiko, einen Diabetes Typ I zu vererben, beträgt bei einem diabetischen Elternteil 2–4 Prozent, bei beiden Eltern ca. 10 %.

Entstehung und Vererbung des Typ II-Diabetes

Der Typ II-Diabetes besitzt eine wesentlich stärkere Erblichkeit als der Typ I-Diabetes: Bei einem diabetischen Elternteil liegt das Diabetesrisiko der Kinder um 25 bis 50 Prozent. Trotz dieser großen Erblichkeit ist bei dieser Diabetesform der Vererbungsweg nicht bekannt.
Es scheinen jedoch beim Typ II-Diabetes zwei Faktoren bei der Entstehung der Erkrankung eine entscheidende Rolle zu spielen:

- der normale, wahrscheinlich vererbbare Alterungsprozeß der Bauchspeicheldrüse,
- das Übergewicht.

Es gibt deutliche Hinweise für diese beiden Ursachen: In zunehmendem Alter steigt die Zahl der Diabetiker ständig an, und 80 Prozent der Typ II-Diabetiker leiden an Übergewicht. Von entscheidender Bedeutung ist dabei folgender Zusammenhang: Je übergewichtiger der Patient, desto größer das Risiko, an Diabetes mellitus zu erkranken. Häufig kann der Diabetes durch Gewichtsreduktion des Betroffenen geheilt werden. Der Diabetiker ist danach möglicherweise nicht mehr auf Insulin oder Tabletten angewiesen.
Wird das Körpergewicht nicht reduziert und nimmt der Patient sogar weiter zu, so bewirkt die vermehrte Fettgewebsmasse eine Erhöhung der Insulinausschüttung. Das bedeutet für die Bauchspeicheldrüse eine erhebliche Steigerung ihrer Leistung. Diese ständige Überlastung der Insulin produzierenden Zellen führt schließlich zur Überforderung und Erschöpfung des Pankreas. Um in diesem Stadium den Stoffwechsel noch regulieren zu können, reichen Tabletten auf Dauer nicht mehr aus: Der Patient wird insulinpflichtig.

Diabetes und Schwangerschaft

Auch heute noch bringt die Schwangerschaft für eine Diabetikerin und den Fetus Probleme mit sich. Allerdings kann durch eine rechtzeitig begonnene Normalisierung des Blutzuckers die Kindersterblichkeit weitgehend oder völlig beseitigt und auch die Mißbildungsrate vermindert werden. Es muß jedoch gewährleistet sein, daß die Patientin von einem in der Diabetologie erfahrenen Arzt und einem Gynäkologen, der sich mit den spezifischen Problemen einer schwangeren Diabetikerin auskennt, regelmäßig betreut wird.

Die für sie richtige Therapie ist durch einen normalen Stoffwechsel gekennzeichnet. Nur so kann man eine ungestörte Entwicklung des Feten garantieren. Zahlreiche Studien beweisen dies.

Das bedeutet: Es ist dringend eine Normoglykämie mit Blutzuckerwerten zwischen 60 und maximal 140 mg/dl anzustreben. Nüchternwerte sollten zwischen 60 und 120 mg/dl, Blutzuckerwerte nach dem Essen zwischen 100 und 140 mg/dl liegen.

Bei dieser straffen Diabeteseinstellung sind Unterzuckerungen häufig nicht zu vermeiden. Deshalb ist es wichtig, daß die schwangere Diabetikerin über die Unterzuckerungs-Warnsymptome genau Bescheid weiß und entsprechend mit schnell wirkenden Kohlenhydraten reagieren kann. Darüber hinaus sollten ihre Angehörigen in der Lage sein, ihr bei einer Unterzuckerung mit Bewußtlosigkeit das Hormon Glukagon zu spritzen.

Außerdem ist es ratsam, alle vier Wochen den HbA_1-Wert zu kontrollieren. Dieser Langzeitparameter läßt Rückschlüsse auf die durchschnittliche Blutzuckerkonzentration während der vorangegangenen vier bis acht Wochen zu. Er sollte wie bei Nicht-Diabetikern im Normbereich zwischen fünf und acht Prozent liegen. Höhere Werte sprechen für eine mäßige beziehungsweise unzureichende Diabeteseinstellung und weisen auf eine dringende Korrektur des bisherigen Behandlungsschemas hin.

Bezüglich der Diät kann die diabetische Schwangere nach den gleichen Regeln leben, wie sie für nicht-schwangere Diabetikerinnen gelten. Die erforderliche Kalorienmenge richtet sich nach dem Grad der körperlichen Tätigkeit und entspricht etwa 30 bis 40 kcal pro Kilogramm Körpergewicht. Es ist jedoch auf eine eiweißreiche, fettarme Diät mit ungefähr 200 g Kohlenhydraten pro Tag zu achten. Während in den ersten sechs Monaten die Gewichtszunahme etwa 1 kg pro Monat betragen soll, liegt die Gewichtszunahme für die nächsten drei Monate bei etwa 1,5 kg pro Monat.

Typisch für die Stoffwechselsituation während der Schwangerschaft ist, daß die Insulinempfindlichkeit abnimmt. Ausgelöst wird dieser Zustand durch eine Hormonumstellung: Es kommt zu einer vermehrten Sekretion von Progesteron, HPL (Humanplacental Lactogen) und Östriol. Außerdem wird in der Placenta vermehrt Insulin abgebaut. Eine schwangere Diabetikerin, deren Körper kein eigenes Insulin produzieren kann, muß sich so ständig durch eine Erhöhung der Insulindosis an diese neue Situation anpassen.

Wegen dieses Insulinmehrbedarfs mußten schwangere Diabetikerinnen früher regelmäßig stationär aufgenommen werden, um sie an die aktuelle Stoffwechsellage anzupassen. Heute können sie dagegen ambulant betreut werden. Voraussetzung ist jedoch eine intensive Schulung, die sie in die Lage versetzt, sich den ständig wechselnden Stoffwechselsituationen mit Hilfe von Blutzuckerselbstkontrollen und veränderten Insulininjektionen selbständig anzupassen. Um jederzeit rechtzeitig reagieren zu können, muß der Blutzucker jeden Tag regelmäßig vier- bis sechsmal gemessen werden.

Die meisten Diabetiker bevorzugen heute ein Insulinregime mit individuellem Mischen von schnell und langsam wirkenden Insulinen am Morgen und am Abend. Um eine Normoglykämie zu erzielen, sind bei Schwangeren häufig drei bis fünf Injektionen erforderlich. Die Einstellung wird dadurch flexibler und übersichtlicher. Ist jedoch eine Normalisierung des Stoffwechsels trotz mehrfacher Injektionen nicht zu erzielen, sollte die Patientin schnellstmöglich auf eine Insulinpumpe umgestellt werden. Auch der Fetus ist einer veränderten Stoffwechselsituation ausgesetzt: Aufgrund der erhöhten Blutzuckerwerte der Mutter gelangt vermehrt Glukose in den kindlichen Kreislauf. Das führt zu einer erhöhten Ausschüttung von Insulin aus der Bauchspeicheldrüse des Kindes.

Die vermehrte Sekretion von Insulin aus der kindlichen Bauchspeicheldrüse führt zu einer vermehrten Kohlenhydratspeicherung und Fettbildung. Dies macht sich vor allem durch eine Vergrößerung der Organe Herz und Leber bemerkbar. Mediziner sprechen in einem solchen Fall von einer Glukose-Insulin-Mast mit Übergröße des Fetus. Doch trotz der Übergröße kann es zu einer verzögerten Entwicklung und Unreife des Feten kommen.

Das Überangebot von Glukose im kindlichen Kreislauf mit anschließender vermehrter Insulinsekretion aus der Bauchspeicheldrüse hat außerdem eine Unterzuckerung unmittelbar nach der Geburt zur Folge. Das ist dadurch zu erklären, daß die Betazellen des Kindes – angepaßt an das Überangebot von Glukose während der Schwangerschaft – vermehrt Insulin ausschütten. Es kommt dadurch zur Senkung des Blutzuckerspiegels mit entsprechenden Symptomen. Deshalb muß dringend auf kurzfristige Blutzuckerkontrollen beim Kind geachtet werden.

Eine gute Blutzuckereinstellung ist die Voraussetzung für die Geburt eines gesunden Kindes. Durch die Einführung der intensivierten Diabetestherapie, die schon vor Schwangerschaftsbeginn normale Blutzuckerwerte anstrebt und diese während der gesamten Schwangerschaft erhält, sind die Risiken für Mutter und Kind erheblich gemindert. Regelmäßige Selbstkontrollen und Insulinanpassung durch die Schwangere sowie engmaschige Kontrollen durch den Diabetologen und den Gynäkologen sind jedoch Voraussetzung. Aufgrund der dadurch zu erreichenden ausgeglichenen Stoffwechsellage ist eine Entbindung auf natürlichem Wege anzustreben. Lediglich bei Diabetikerinnen, die eine fortgeschrittene Nierenfunktionsstörung oder eine schwerwiegende diabetische Augenkrankheit haben, muß von einer Schwangerschaft abgeraten werden, denn es kann zu erheblichen Komplikationen für die Mutter kommen. Dagegen haben geringgradige Spätschäden in aller Regel keinen bleibenden negativen Einfluß auf den Gesundheitszustand der Schwangeren.

Empfängnisverhütung

Ein Empfängnisverhütungsmittel muß möglichst sicher und risikoarm sein. Deshalb erfahren Sie nachfolgend alles über die Sicherheit und die gesundheitlichen Nebenwirkungen der bekannten Verhütungsmethoden. Vor der Anwendung der Mittel sollte sich die Patientin jedoch mit einem Diabetologen oder Gynäkologen beraten.

Antibabypille

Sie ist eine sichere Methode und bislang das in Deutschland am häufigsten angewandte Verhütungsmittel.

Da die Pille Hormone enthält (Östrogene, Gestagene), muß jedoch mit einer Beeinflussung des Zuckerstoffwechsels gerechnet werden. Insulinspritzende Diabetikerinnen vermögen diesen Einfluß allerdings durch eine höhere Insulindosis auszugleichen.

Wesentlich schwerwiegender sind jedoch die Nebenwirkungen, welche die Hormone Östrogen und Progesteron auf die arteriellen und venösen Gefäße des Organismus haben können: zum Beispiel Gefäßverengungen, deren mögliche Folgen Beckenvenenthrombosen, Schlaganfall oder Herzinfarkt sind.

Als besonders gefährdete Gruppe gelten dabei Frauen mit zusätzlichen Risikofaktoren wie Rauchen, Bluthochdruck, Fettstoffwechselstörung und lange Diabetesdauer; außerdem Patientinnen, die älter als 30 Jahre sind.

Minipillen, die weniger Hormone enthalten, können zu Schmierblutungen führen. Ein weiterer Nachteil: Diese Pillen müssen immer exakt zu ein und demselben Zeitpunkt eingenommen werden; es darf nicht zu einer größeren Zeitverschiebung kommen.

Spirale (Intrauterinpessar)

Gynäkologen raten Diabetikerinnen von der Spirale, die in die Gebärmutter eingesetzt wird, ab. Die empfängnisverhütende Wirksamkeit ist nicht befriedigend, häufig kommt es zu Entzündungen mit möglichen Verklebungen der Eileiter.

Scheidendiaphragma

Das Scheidendiaphragma besteht aus einer mit Gummi überzogenen Drahtspirale, die vor dem Geschlechtsverkehr in die Scheide eingeführt wird. Die Spermien haben so einen längeren Weg durch das saure Scheidenmilieu zurückzulegen, wobei ihre Beweglichkeit verlorengeht. Bei zusätzlicher Anwendung eines spermatötenden Gels oder einer entsprechenden Creme zählt das Scheidendiaphragma zu einer sicheren Empfängnisverhütung ohne gesundheitsschädigende Nebenwirkungen.

Portiokappe

Bei der Portiokappe handelt es sich um eine Plastikkappe, die auf den Muttermund der Gebärmutter aufgesetzt wird und so eine sichere und für die Spermien unüberwindliche Barriere bildet. Das Aufsetzen der Portiokappe erfolgt durch einen Arzt nach Beendigung der Menstruation. Entfernt wird sie vor Eintreten der nächsten Regelblutung.

Kondom und chemische Verhütungsmittel

Das Kondom (Präservativ) ist eines der ältesten Verhütungsmittel und war bereits im 16. Jahrhundert bekannt. Es wird vor dem Verkehr über das männliche Glied gestülpt. Moderne Kondome bestehen aus elastischem und durch elektronische Prüfung auf Reißfestigkeit getestetem Gummi. Trotzdem kann ein Präservativ defekt werden, so daß es zu einer Befruchtung kommt. Deshalb empfiehlt sich die zusätzliche Anwendung von chemischen Verhütungsmitteln, die vor dem Geschlechtsverkehr in die Scheide der Frau eingeführt werden. Sie haben die Aufgabe, die eindringenden Spermien abzutöten. Diese Mittel werden als Cremen, Gels, Sprays, Vaginaltabletten oder -zäpfchen angeboten.

Aufgrund ihres geringen Schutzes sollten sie jedoch gleichzeitig mit Kondomen angewandt werden. Umgekehrt gilt das auch für das Präservativ. Denn: Jede der beiden Methoden für sich (Kondome und chemische Verhütungsmittel) birgt gewisse Risiken in sich. Gemeinsam und gleichzeitig angewandt gewährleisten sie jedoch eine sichere Empfängnisverhütung.

Rhythmusmethode

Sie hat den Vorteil, daß keinerlei chemische und mechanische Mittel erforderlich sind. Danach sollte der Geschlechtsverkehr nur vor dem siebten und nach dem zwanzigsten Zyklustag ausgeübt werden. Die Sicherheit der Rhythmusmethode kann man durch die Messung der Basaltemperatur erheblich erhöhen. Insgesamt muß diese Methode jedoch als sehr unzuverlässig angesehen werden.

Sterilisation

Die Sterilisation kommt vornehmlich für ältere Diabetikerinnen in Frage, die bereits Kinder haben und keine weiteren Kinder wünschen. Die Sterilisation ist ein radikales und nicht umkehrbares Verfahren, dessen Anwendung sich jede Diabetikerin zusammen mit dem Partner und dem behandelnden Gynäkologen gut überlegen sollte. Allerdings ist sie eine absolut sichere Verhütungsmethode.

Diabetes und Sport

Bei vermehrter körperlicher Betätigung benötigt der Körper mehr Energie. Deshalb wird bei Nicht-Diabetikern weniger Insulin aus der Bauchspeicheldrüse ausgeschüttet. Dieser erniedrigte Gehalt an Insulin im Blut führt dazu, daß in der Leber vermehrt Zucker aufgebaut, beziehungsweise Glykogen (Speicherform des Zuckers) abgebaut und somit Zucker zur Energiegewinnung freigesetzt wird. Trotzdem bleibt der Blutzucker durch Senkung des Insulins beim Nicht-Diabetiker weiterhin normal.

Bevor ein insulinpflichtiger Diabetiker Sport treibt, sollte er seine Stoffwechselsituation kennen. Denn der gut eingestellte Diabetiker kann durch Sport in eine Unterzuckerung geraten. Dazu kommt es, weil der Diabetiker sich ein Insulindepot spritzt, durch das ein gleichmäßiger Insulinspiegel erreicht wird. Dieser wiederum verhindert im Gegensatz zum Nicht-Diabetiker eine Zuckerfreisetzung aus der Leber.

Dagegen kann sich die Stoffwechsellage beim schlecht eingestellten Diabetiker durch Sport noch weiter verschlechtern. Hier liegt schon vor der sportlichen Betätigung ein Insulinmangel vor, der zur Zuckerfreisetzung aus der Leber führt. Weil jedoch Insulin fehlt, kann der Zucker nicht in die Körperzelle gelangen. Statt dessen werden die Energiereserven der Zelle abgebaut. Es resultiert daraus ein weiterer Anstieg des Blutzuckers und eventuell – durch Verbrennung körpereigener Fettreserven – Aceton im Urin. Fazit: Hier muß zunächst – vor jeder sportlichen Betätigung – eine normale Stoffwechselsituation angestrebt werden.

Ein Diabetiker, der nur mit Diät eingestellt ist, kann mit Stoffwechselgesunden verglichen werden. Unter- oder Überzuckerung sind nicht zu befürchten.

Ein tablettenpflichtiger Diabetiker, der mit Sulfonylharnstoffen wie Euglucon, Glutril oder Diabetoral behandelt wird, ist vergleichbar mit einem insulinpflichtigen Diabetiker: Bei ihm schüttet die Bauchspeicheldrüse durch die Tabletteneinnahme fortlaufend Insulin aus. Auch er muß bei zusätzlicher Aktivität mit Unterzuckerungen rechnen.

Geeignete Sportarten

Sport soll Spaß machen. Außerdem wirkt sich Sport günstig auf Herz und Kreislauf aus:

Das Leistungsvermögen und das körperliche Wohlbefinden werden verbessert.
Wählen Sie die Sportart, die Sie mögen. Fast alle sind für Diabetiker geeignet (zum Beispiel Radfahren, Schwimmen, Leichtathletik, Tennis, Wandern, Fußball).
Dringend abzuraten ist allerdings von gefährlichen Sportarten wie beispielsweise Bergsteigen, Drachenfliegen oder Autorennen. Denn hier gefährdet sich der Diabetiker und kann sich bei Unterzuckerung selbst nicht helfen.
Außerdem ist es sinnvoll, Art und Dauer der körperlichen Belastung mit dem behandelnden Arzt abzusprechen. Eventuell vorhandene Spätkomplikationen (zum Beispiel Herzkranzgefäßverengung, Neuropathie, Retinopathie) sind dabei unbedingt zu berücksichtigen.

Diabetestherapie bei Sport

Da die häufigste Komplikation bei körperlicher Belastung die Unterzuckerung darstellt, sollte sich der Diabetiker rechtzeitig darauf einstellen. Grundsätzlich gibt es zwei Möglichkeiten, einer Unterzuckerung vorzubeugen: Einnahme von zusätzlichen Kohlenhydraten oder Verminderung der Insulindosis.

Normal- oder untergewichtige Diabetiker sollten vor der sportlichen Betätigung Kohlenhydrate zu sich nehmen. Dagegen empfiehlt sich bei übergewichtigen Diabetikern eine Reduktion der Insulin- oder Tablettendosis.
Allgemein verbindliche Regeln können nicht aufgestellt werden. Jeder Patient muß seine individuelle Diabetestherapie auf die körperliche Belastung umstellen. Die im Kapitel Führung und Kontrolle des Stoffwechsels (s. S. 41 ff.) beschriebenen Methoden werden ihm dabei eine große Hilfe sein. Auch nach dem Sport muß der Diabetiker mit einem Absinken des Blutzuckerspiegels rechnen. Denn zum Auffüllen ihrer Energiereserven nehmen die Muskelzellen den im Blut frei verfügbaren Zucker auf.

Beispiele für eine Anpassung

- Sport am Vormittag: Reduktion des am Morgen injizierten Normalinsulins um circa 20 Prozent und/oder zusätzliche BE, direkt vor dem Sport.
- Sport am Nachmittag: Reduktion des am Morgen injizierten Verzögerungsinsulins um circa 20 Prozent und/oder zusätzliche BE, direkt vor dem Sport.
- Sport am Abend: Reduktion des am Abend injizierten Normal- und Verzögerungsinsulins um circa 20 Prozent und/oder zusätzliche BE, direkt vor dem Sport.

Urlaub

Viele wichtige Tips

Diabetiker brauchen auf Reisen nicht zu verzichten: Sowohl Kreuzfahrten, Besichtigungs- und Sportreisen als auch Interkontinentalreisen mit Zeitverschiebung und Abenteuerreisen sind möglich. Je intensiver sie gelernt haben, ihren Diabetes zu kontrollieren und sich veränderten Situationen anzupassen, um so leichter wird ihnen ein Urlaub mit zahlreichen Abwechslungen fallen.

Ferienunterkünfte mit eigener Kochgelegenheit oder Hotels mit einer zusätzlichen Diätküche können die Einhaltung der Diabetesdiät erleichtern. Wichtig ist für individuelles Reisen: Der Diabetiker muß das Schätzen der Broteinheiten sowie die Insulinanpassung beherrschen und regelmäßige Selbstkontrollen durchführen.

Auf allen Reisen sollte der Diabetiker seine Grundausstattung zur Diabetesbehandlung bei sich tragen. Dazu gehören:

- Insulin
- Spritzen
- Lanzetten
- Testmaterial (Blutzucker, Urinzucker, Aceton)
- Diabetestagebuch
- Traubenzucker
- Glukagon
- Medikamente gegen Reisekrankheiten
- Diabetikerausweis (es gibt ihn in vielen Landessprachen).

Da der Koffer verspätet ankommen oder sogar verlorengehen kann, empfiehlt es sich, diese Sachen im Handgepäck zu transportieren.

Häufig wird der Wunsch geäußert, im Urlaub länger zu schlafen. Patienten, die ihre Insulindosis individuell mischen, können das durch Trennung ihrer Insuline von einem auf den anderen Tag möglich machen. Das abendliche Normalinsulin wird wie gewohnt vor dem Abendessen, das Verzögerungsinsulin vor dem Zubettgehen injiziert. Da das Verzögerungsinsulin etwa 12 Stunden lang wirkt, kann so das Aufstehen hinausgezögert werden.

Patienten mit einer fertigen Mischung aus Normal- und Verzögerungsinsulin können sich nur langsam an einen neuen Rhythmus mit längerem Schlafen anpassen: Die abendliche Insulindosis muß später injiziert werden. Dabei ist allerdings darauf zu achten, daß der Diätplan ebenfalls geändert wird. Das Insulin ist weiterhin eine halbe Stunde vor dem Frühstück beziehungsweise vor dem Abendessen zu injizieren.

Beispiel:
Zuhause:
8 Uhr Frühstück
19 Uhr Abendessen
1. Ferientag:
9 Uhr Frühstück
20 Uhr Abendessen
2. Ferientag:
10 Uhr Frühstück
21 Uhr Abendessen

Will der Patient sich am Ende des Urlaubs wieder auf seinen normalen Alltagsrhythmus einstellen, muß er am letzten Ferientag den Rhythmus des ersten Ferientages wählen. So kann er nach der Heimkehr sofort seinen Alltagsrhythmus wieder aufnehmen.

Sport in den Ferien

Da in den Ferien häufig mehr Sport als zu Hause getrieben wird (zum Beispiel Wandern, Radfahren, Tennis, Wassersport), müssen vermehrt Selbstkontrollen durchgeführt werden. Es können Insulinreduktionen von 20 bis 70 Prozent erforderlich sein. Erst dann sind keine Stoffwechselentgleisungen zu befürchten, und der Urlaub wird zur Erholung und zu einem Vergnügen ohne Verzicht. Ausführliche Informationen hierzu finden Sie im vorigen Kapitel ab S. 83.

Zwei Beispiele aus der Praxis:
1. Ein 56jähriger insulinpflichtiger Zahntechniker, der seit zwölf Jahren Diabetes hat, fährt mit seiner Ehefrau zum Skilanglauf in die Alpen. Da er im Alltag keinen Sport betreibt, reduziert er von sich aus seine Insulindosis um 50 Prozent. Die Blutzucker-Selbstkontrollen zeigen ihm jedoch zu niedrige Blutzuckerwerte an. Er reduziert seine Insulindosis um weitere 20 Prozent.
Fazit: Bei entsprechenden Selbstkontrollen braucht der Diabetiker auf sportliche Aktivitäten im Urlaub nicht zu verzichten.
2. Ein 66 Jahre alter Typ II-Diabetiker plant eine Reise nach Ostafrika. Da er auf ein Misch-Insulin eingestellt ist, läßt er sich vom Hausarzt zusätzlich Normalinsulin verschreiben. Aufgrund der fremden Küche in Ostafrika kann er den KH-Gehalt der Speisen nicht richtig einschätzen. Blutzucker-Selbstkontrollen vor und nach den jeweiligen Mahlzeiten helfen ihm jedoch, den Blutzukker zu stabilisieren. Gelegentlich sind Normalinsulininjektionen erforderlich.
Fazit: Trotz fremder Bedingungen kann der Blutzucker im Normbereich gehalten werden.

Alltagsprobleme der Diabetiker

Probleme in der Schule

Leider kommt es immer wieder vor, daß diabetische Kinder oder Jugendliche vom Schulsport oder von Klassenfahrten ausgeschlossen werden, obwohl eine Befreiung davon nicht erforderlich und schon gar nicht wünschenswert ist. Die Kinder fühlen sich durch diese Maßnahmen häufig zurückgesetzt, gelten als nicht leistungsfähig und sind aus dem Kreis ihrer Mitschüler ausgeschlossen.

Es gibt genügend Beispiele dafür, daß diabetische Kinder und Jugendliche sportliche Höchstleistungen vollbringen können. Grund für die Befreiung vom Sport beziehungsweise von Klassenfahrten ist die Furcht vor möglichen Unterzuckerungen durch die vermehrte körperliche Bewegung. Deshalb sollten diabetische Kinder und Jugendliche sowie ihre Eltern frühzeitig mit der Hormonstörung und ihrer Behandlung vertraut gemacht werden.

Für diabetische Kinder und Jugendliche bieten die Diabeteszentren in den Ferien Intensivschulungskurse an. Zum Unterrichtsprogramm gehören neben der theoretischen Schulung auch Sport und Spiele. Die Erfahrung hat gezeigt, daß es im Kreise anderer gleichaltriger Diabetiker oft leichter ist, die Krankheit zu verstehen, zu akzeptieren und selbständig behandeln zu lernen.

Das löst jedoch noch nicht die Probleme, die der normale Schulalltag – wie oben beschrieben – für die diabetischen Kinder und Jugendlichen mit sich bringt. Um diese Probleme möglichst gar nicht erst entstehen zu lassen, sollten auch die Lehrer über die Notwendigkeit einer zusätzlichen Nahrungsaufnahme sowie über die richtigen Behandlungsmaßnahmen bei Unterzuckerung informiert sein. Dies beinhaltet auch die Injektion von Glukagon zur Freisetzung von Zucker aus der Leber. Sind diese Voraussetzungen erfüllt, könnten die jungen Diabetiker an fast allen Sportarten und an allen Klassenfahrten teilnehmen. Leider sieht die Wirklichkeit anders aus: Es gibt immer noch viel zu wenig Lehrer, die ausreichend informiert sind.

Berufswahl

Bei der Berufswahl eines jugendlichen Diabetikers sollen die persönlichen Neigungen und Interessen im Vordergrund stehen. Denn es gibt nur wenige Berufe, die nicht oder nur bedingt geeignet sind.
Während Typ II-Diabetiker ohne Spätkomplikationen alle Berufe ausüben können, gibt es für insulinpflichtige Diabetiker Einschränkungen in der Berufswahl. Denn es kann im Rahmen des Diabetes zu Unterzuckerungen mit Bewußtseinsstörungen kommen. Beschäftigungen, die in einer solchen Situation möglicherweise zur Selbst- oder Fremdgefährdung führen, sind deshalb für insulinpflichtige Diabetiker ungeeignet. Dazu gehören beispielsweise die Berufe Pilot, Berufskraftfahrer mit Personenbeförderung, Lokführer, Dachdecker, Schornsteinfeger und Gerüstbauer.

Schwerbehindertenausweis

Diabetiker können beim Versorgungsamt einen Schwerbehindertenausweis mit Minderung der Erwerbsfähigkeit (MdE) beantragen. Dabei sind augenblicklich folgende Einstufungen möglich:

- 10 bis 20 Prozent = Diabetes mellitus ohne Komplikationen, durch Diät und Tabletten gut einstellbar.
- 30 Prozent = insulinpflichtiger Diabetes ohne Komplikationen.
- 40 bis 60 Prozent = schwer einstellbarer insulinpflichtiger Diabetes mellitus.

Nach Anerkennung als Schwerbehinderter haben Diabetiker Anspruch auf bestimmte Vorteile wie zusätzlichen Urlaub, Steuerfreibetrag oder eine vorgezogene Altersrente.
Trotz dieser gesetzlichen Vorteile ist einem jugendlichen Diabetiker eine Anerkennung als Schwerbehinderter nicht unbedingt anzuraten. Denn im Berufsleben sind Diabetiker als Schwerbehinderte bei Einstellung, Stellenwechsel oder auch Beförderung häufig schlechter gestellt. So führt der Status als Schwerbehinderter nicht nur zu einer beruflichen, sondern auf Dauer auch zu einer gesellschaftlichen Benachteiligung. Dagegen sollten Eltern mit diabetischen Kindern (bis 18 Jahre) einen Steuerfreibetrag über das Schwerbehindertengesetz beantragen. Denn diese diabetischen Kinder werden aufgrund unvermeidbarer Unterzuckerungen als hilflos eingestuft. Ein Schwerbehinderten-

ausweis, der den Betroffenen ein ganzes Leben lang belasten könnte, ist nicht unbedingt erforderlich.

Wehrdienst

Diabetiker werden – unabhängig davon, ob sie noch unter zusätzlichen Komplikationen leiden – grundsätzlich nicht zur Bundeswehr eingezogen. Denn der Tagesrhythmus des Diabetikers mit Einhalten von regelmäßigen Essenszeiten kann beim Militär nicht gewährleistet werden.

Anstellung als Beamter

Ursprünglich wurden keine Diabetiker ins Beamtenverhältnis übernommen. Die Gründe dafür lagen in der verkürzten Lebenserwartung, der vorzeitigen Pensionierung und dem häufigen Fernbleiben vom Arbeitsplatz wegen Komplikationen. Heutzutage wird ein Antrag auf Beamtung individuell beurteilt, da geschulte Diabetiker inzwischen eine normale Lebenserwartung ohne Komplikationen haben. Detaillierte Auskünfte zum Thema „Beamtung“ erteilt der Deutsche Diabetiker-Bund e.V. (Adresse siehe Anhang).

Führerschein

Insulinpflichtige Diabetiker, die einen Führerschein machen wollen, müssen sich durch einen Verkehrsmediziner untersuchen lassen. Bei Nachweis regelmäßiger Stoffwechselkontrollen und einer intensiven Schulung wird die Fahrtauglichkeit bescheinigt. Wegen der möglichen Unterzukkerungen müssen Diabetiker jedoch Vorsichtsmaßnahmen zur Vermeidung von Hypoglykämien (siehe Kapitel „Unterzuckerung“, S. 57 ff.) einhalten.

Lediglich die Fahrerlaubnis für Kraftfahrzeuge der Klasse II (Lastwagen) sowie für Fahrzeuge zur Personenbeförderung wird Diabetikern nicht erteilt.

Neues aus der Diabetesforschung

Die Schulung und Mitarbeit des Patienten gilt heute unter den Diabetologen als wichtigste Voraussetzung für eine optimale Stoffwechseleinstellung. Diese wiederum ist die entscheidende Vorsorge gegen diabetische Spätschäden. Auch dieses Buch soll dem Diabetiker helfen, mit seinem Diabetes besser zu leben. Ein geschulter Diabetiker kann seine Erkrankung beherrschen – er wird nicht von ihr beherrscht. Als Beispiel einer umfangreichen Schulung hier der Stundenplan des Diabetes- und Therapiezentrums am Elisabeth-Krankenhaus, Essen:

ZEIT	MONTAG	DIENSTAG	MITTWOCH	DONNERSTAG	FREITAG
6.15	Wecken				
7.00	Blutzuckerkontrolle				
8.00	Ärztliche Untersuchung	9.00 Ernährung 1	Ernährung 2	Insulinerhöhung Anpassung	Empfehlung f.Zuhause
10.00	Zwischenmahlzeit				
10.30	Was ist Diabetes ?	Wirkung des Insulins	Diätetische Lebensmittel	Chefvisite	Empfehlung f.Zuhause
11.15	Blutzuckerkontrolle		EKG		
12.00	Mittagessen				
14.00	Selbstkontroll methoden	Hypoglykämie	Fusspflege	Getränke in der Diabeteskost	13.00-14.00 Fragen und Wiederholung
14.45	Zwischenmahlzeit				
15.15 16.00	Injektions-technik	Anpassung der Insulindosis	Diabetes und Sport 15.15-16.30	Ernährung in besonderen Situationen	
17.00	Blutzuckerkontrolle		Augenarzt		
18.00	Abendessen				
21.00	Spätmahlzeit		Termine zusätzlicher		
22.00	Blutzuckerkontrolle		Untersuchungen nach		
3.00	Blutzuckerkontrolle		Ansprache		

DIABETES SCHULUNGS- UND THERAPIEZENTRUM

Elisabeth-Krankenhaus Essen
Moltkestraße 61
4300 Essen 1
Telefon (02 01) 27 66-3 88/3 87

Stundenplan eines Diabeteszentrums

Mediziner und Wissenschaftler sind ständig darum bemüht, neue Wege der Diabetestherapie zu finden, um dem Diabetiker eine noch bessere Angleichung an den Stoffwechsel eines Nicht-Diabetikers zu ermöglichen. Auf den folgenden Seiten erfahren Sie, welche der Neuigkeiten aus jüngster Zeit bereits als Therapie in die Praxis umgesetzt werden konnten und an welchen Lösungen noch geforscht wird. Eine umfassende und regelmäßige Information über alle Neuigkeiten bietet außerdem das Diabetesjournal, die Fachzeitschrift des Deutschen Diabetiker-Bundes.

Intensivierte konventionelle Insulintherapie (ICT)

Die herkömmliche Insulintherapie mit ein oder zwei Injektionen von Verzögerungs- oder Mischinsulinen in gleichbleibender Dosierung ist nur erfolgversprechend, wenn die Bauchspeicheldrüse noch Restmengen an Insulin produziert. Dies trifft vornehmlich für Typ II-Diabetiker zu, die frühzeitig von Tabletten auf Insulininjektionen umgestellt werden.

Beim absoluten Insulinmangel des Typ I-Diabetikers ist eine Intensivierung der Insulintherapie erforderlich (sogenannte „intensivierte konventionelle“ Insulintherapie). Durch individuelles Mischen von Normal- und Verzögerungsinsulin kann sich der Patient hierbei nach Kontrolle seines Blutzuckers selbst an seine aktuelle Stoffwechselsituation anpassen.

Ziel ist es immer, den Blutzucker im Normbereich zu halten. ICT ermöglicht es dem Diabetiker, eine ähnliche Stoffwechselsituation wie ein Nicht-Diabetiker zu erreichen. Beim Stoffwechselgesunden setzt sich die Insulinausschüttung aus einer Insulinbasis und nahrungsabhängigen Insulinspitzen zusammen.

Und so ist die ICT bei dreimaliger Injektion zu handhaben:

- morgens: Mischung aus Normal- und Verzögerungsinsulin.
- mittags: Normalinsulin.
- abends: Mischung aus Normal- und Verzögerungsinsulin.

Basis-Bolus-Insulin-Regime (BBIR)

Das Basis-Bolus-Insulin-Regime wird immer mehr von Diabetikern benutzt, die eine flexiblere Einstellung wünschen. Während bei der konventionellen Insulintherapie durchschnittlich

Insulinwirkprofil bei dreimaliger Injektion

morgens: Altinsulin
Verzögerungsinsulin
mittags: Altinsulin
abends: Altinsulin
Verzögerungsinsulin

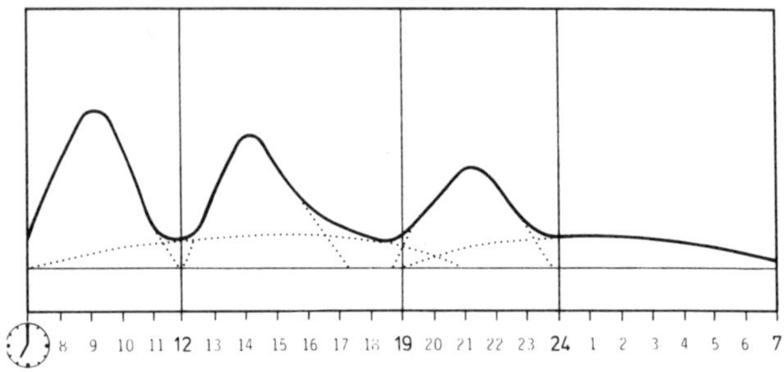

sechs Mahlzeiten eingehalten werden müssen, wird durch dieses Insulinregime dem Diabetiker mehr Freiraum im Tagesablauf zugestanden (vgl. obenstehende Graphik).

Beim neuen Basis-Bolus-Insulin-Regime injiziert sich der Diabetiker als Basis regelmäßig morgens und abends Verzögerungsinsulin wie:

Protaphan HM
Basal H
Huminsulin Basal

Der mahlzeitenabhängige Insulinbedarf ist durch ein Normalinsulin abgedeckt. Es wird mit Hilfe eines gebrauchsfertigen und leicht zu handhabenden Insulinapplikators in Füllhalterform (Pen) injiziert. Die Injektionen sind zu jeder Zeit und an jedem Ort leicht und ohne Aufsehen durchführbar – ein Knopfdruck genügt, und aus der Patrone des Applikators wird Insulin abgegeben. Ein Beispiel für die Therapie mit dem Basis-Bolus-Insulin-Regime bei drei- bis fünfmaliger Injektion täglich:

- morgens und abends Verzögerungsinsulin ohne oder mit Normalinsulin.
- Mahlzeitenabhängige Bolusgaben eines Normalinsulins mit Hilfe eines Insulinapplikators, zum Beispiel *DiaPen, HumaJect, NovoPen, Optipen* (s. Abb. S. 93). Heute können auch alle anderen Insulinmischungen mit den von den Insulinfirmen hergestellten

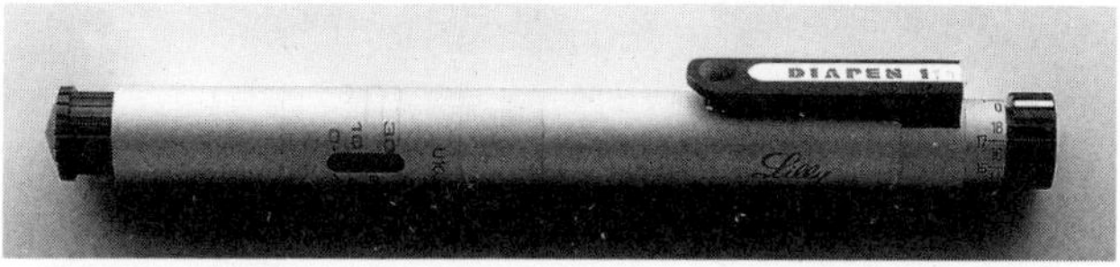

Diapen 1 (Lilly)

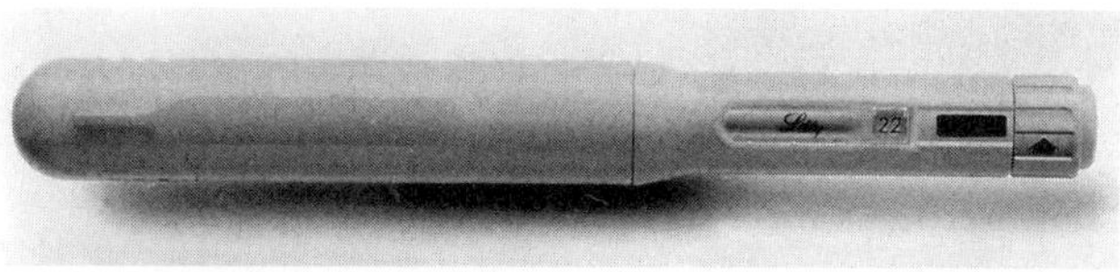

HumaJect (Lilly)

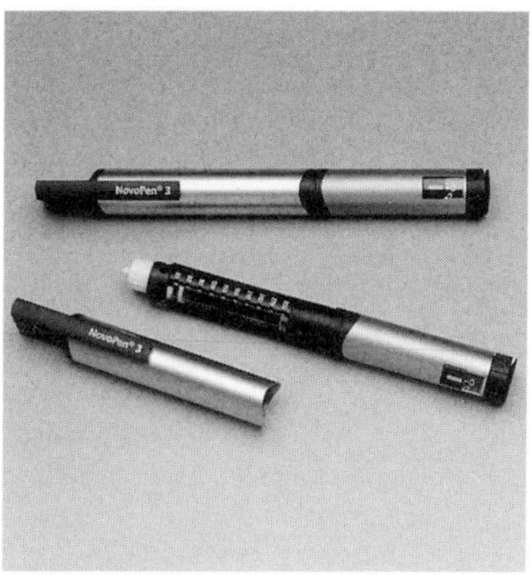

NovoPen 3 (Novo Nordisk)

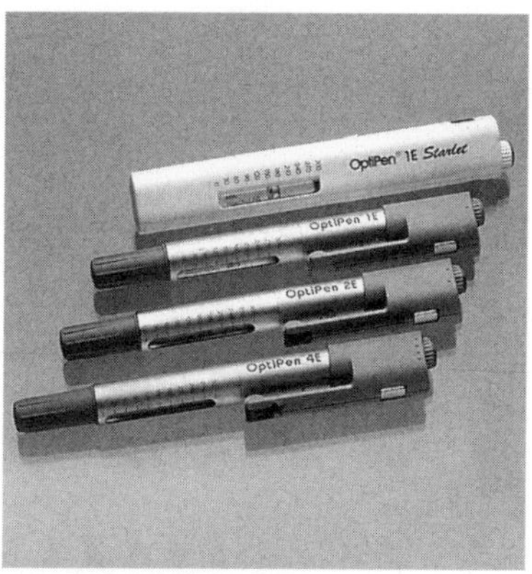

OptiPens (Hoechst)

Insulin-Pens injiziert werden:
Novo Nordisk:
Actraphane HM 10/90 Novolet und Penfill 100 IE/ml
Actraphane HM 20/80 Novolet und Penfill 100 IE/ml
Actraphane HM 30/70 Novolet und Penfill 100 IE/ml
Actraphane HM 40/60 Novolet und Penfill 100 IE/ml
Actraphane HM 50/50 Novolet und Penfill 100 IE/ml

Hoechst:
Depot-H-Insulin
100 Hoechst für OptiPen
Depot-H15-Insulin
100 Hoechst für OptiPen
Komb-H-Insulin
100 Hoechst für OptiPen

Lilly:

Huminsulin Profil I	für Pen
Huminsulin Profil II	für Pen
Huminsulin Profil III	für Pen
Huminsulin Profil IV	für Pen

Bei diesen hier aufgeführten Insulinen ist jedoch darauf zu achten, daß der Inhalt der für Insulin-Pens gedachten Patronen aufgrund der Konzentration (U 100 IE/ml) nur mit den Insulin-Pens verabreicht werden darf.

Insulinanaloga

Durch Austausch von zwei Aminosäuren kann der Wirkungseintritt des Normalinsulins verkürzt werden, wodurch ein Spritz-Eß-Abstand nicht mehr nötig ist. Die Firma Lilly hat die beiden Aminosäuren Lysin und Prolin im Insulinmolekül ausgetauscht und im Mai 1996 ein Insulin mit dem Namen *Humalog* auf den Markt gebracht. Dieses hat ein vergleichbares Wirkungsprofil wie das körpereigene Insulin. Vorteile sind die höhere Therapiezufriedenheit der Patienten, eine Verbesserung des Langzeitparameters HbA_1, eine verbesserte Diabeteseinstellung nach den Mahlzeiten und weniger Fälle von Unterzuckerung.

Kontinuierliche subcutane Insulininfusions-Therapie (CSII)

Die kontinuierliche subcutane Insulininfusions-Therapie (Insulinpumpen-Therapie) ist der konventionellen Therapie eindeutig überlegen. Denn hier wird ausschließlich mit dem gut steuerbaren Normalinsulin gearbeitet. Mit den Pumpenmodellen der neueren Generation (vgl. Abb. S. 95) ist es möglich, den frühmorgendlichen Insulinmehrbedarf für einen bestimmten Zeitraum zu programmieren. So können zu hohe Nüchtern-Blutzuckerwerte in den frühen Morgenstunden durch die zusätzlich erhöhte Basalrate vermieden werden. Für diese Therapieform sind geeignet: Schwer einstellbare Diabetiker, diabetische Schwangere, Patienten mit Nervenschmerzen (Polyneuropathie), aber auch motivierte Patienten, die eine optimale Blutzuckereinstellung wünschen.

Implantierbare Insulinpumpen bringen weitere entscheidende Besserungen: keine Beeinträchtigung bei Sport, Schwimmen oder Duschen. Patienten empfinden diese Pumpe als bequemer, doch es kommt immer wieder zu Verstopfungen des Katheters, so daß

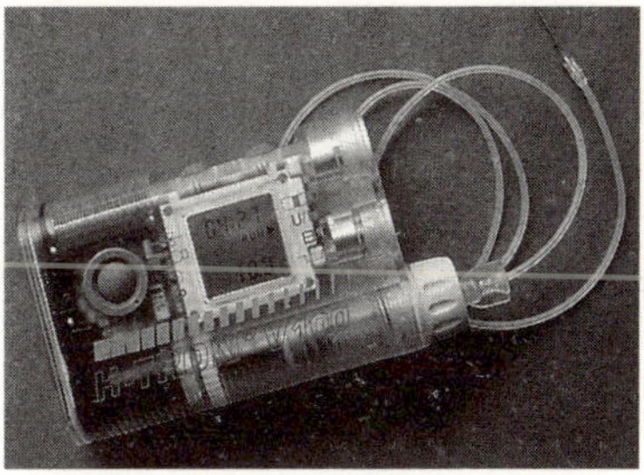

H-Tron V (Disetronic)

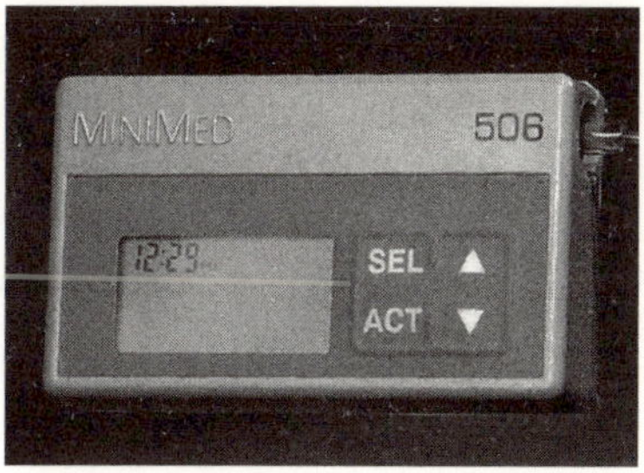

MiniMed 506

der Einsatz erheblich eingeschränkt ist. Die implantierbare Insulinpumpe ist deshalb noch keine Standardtherapie.

Automatischer Glukosesensor

Von vielen Patienten, die täglich ihren Blutzucker messen, wird ein Meßgerät gewünscht, das automatisch ihren Blutzukker angibt. Japanische und deutsche Gruppen bemühen sich zur Zeit um die Entwicklung eines Glukosesensors.

Dieses automatische Blutzuckermeßgerät könnte in die Haut oder in eine Vene eingesetzt werden und dem Diabetiker seinen aktuellen Blutzuckerwert anzeigen. Ständige Messungen mit Verletzung der Fingerbeere entfielen dann.

Ein weiterer Schritt wäre die Koppelung einer implantierbaren Insulinpumpe mit einem Glukosesensor. Durch automatische Messungen sowie durch automatische computergesteuerte Insulinabgabe könnte die Lebensqualität des Diabetikers erheblich gesteigert werden. Auch dieses Gerät ist leider derzeit noch in der Entwicklungsphase.

Transplantation der Bauchspeicheldrüse sowie Implantation von Inselzellen

Am Transplantationszentrum München-Großhadern führt man inzwischen bei insulinpflichtigen Diabetikern mit fortgeschrittener Nierenschädigung (Nephropathie) eine gleichzeitige Transplantation von Bauchspeicheldrüse und Niere durch.

Bei erfolgreicher Transplantation kann häufig eine normale Stoffwechsellage erzielt werden. Darüber hinaus wurde die Rückbildung von diabetischen Spätschäden an Auge und Nervensystem beobachtet. Doch trotz ermutigender Erfolge stecken die Chirurgen weiterhin in den Anfängen. Inzwischen gibt es auch Bestrebungen, statt des ganzen Organs – nach Vermehrung von insulinproduzierenden Inselzellen des Pankreas – nur diese Inselzellen zu verpflanzen. Auch hier zeigen sich positive Ansätze für die Zukunft.

Immunbehandlung

Bei Typ I-Diabetikern werden nach Ausbruch des Diabetes Veränderungen an den insulinproduzierenden Inselzellen in der Bauchspeicheldrüse festgestellt. Neben Entzündungsphasen wurde unter dem Mikroskop die Zerstörung der Inselzellen beobachtet. Ein Vorgang, der in engem Zusammenhang mit viralen Erkrankungen steht. Röteln, Masern- und Mumpsviren, aber auch Grippe- und Darmviren scheinen zunächst eine Veränderung der Inselzellen zu bewirken, gegen die sich der Organismus in Form einer Antikörperbildung wehrt. Inselzell-Antikörper können im Blut nachgewiesen werden. An zwei neuen therapeutischen Wegen wird derzeit gearbeitet: frühzeitige Impfungen gegen Viren sowie die Behandlung mit Medikamenten, die eine Antikörperbildung gegen Inselzellen hervorrufen (Immunsupressiva wie Cyclosporin A oder Ciamexon).
Anhand von Familienstudien versucht man deshalb, Patienten vor Ausbruch des Diabetes ausfindig zu machen (Prä-Diabetes). Man kennt heute Erbmerkmale, die mit dem Diabetes eng verknüpft sind. Werden diese Merkmale und Inselzell-Antikörper nachgewiesen, ist der Diabetes wahrscheinlich. Immunsuppressiva, Impfungen und/oder Vitaminpräparate (auch daran wird gearbeitet) können möglicherweise helfen, den Ausbruch des Diabetes zu verhindern.

Blutzuckermeß- und -informationssystem

Für Diabetiker, die häufig ihren Blutzucker messen müssen, gibt es unter anderem von der Firma MediSense Blutzuckermeßsysteme im Kugelschreiber- und Scheckkartenformat und mit besonders großem Anzeigefeld: *MediSense Pen Sensor, MediSense Card Sensor* und *Precision Q-I-D*. In diese Biosensoren mit Autostart-Funktion schiebt man einfach eine Sensor-Elektrode (Teststreifen) ein und trägt einen

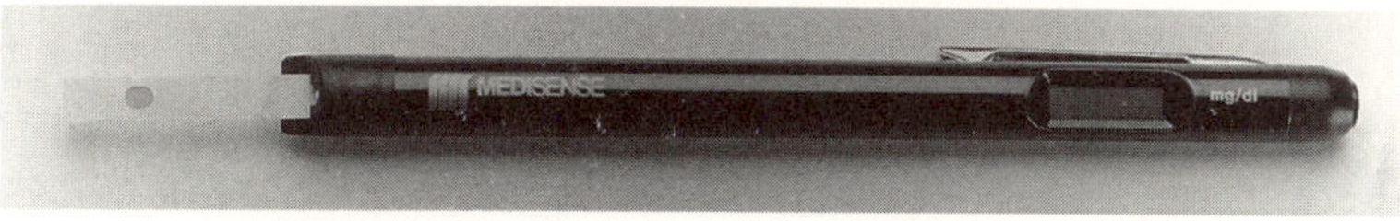

Pen Sensor (MediSense)

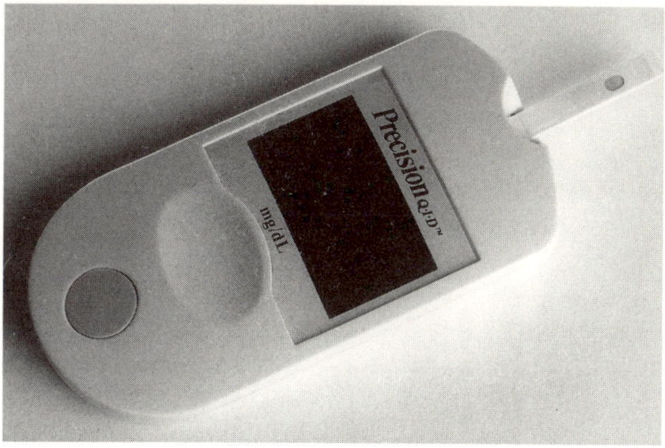

Precision Q-I-D (MediSense)

kleinen Tropfen Blut auf – den Rest erledigt der Sensor. Nach 20 Sekunden kann der Blutzuckerwert im Anzeigefenster abgelesen werden.
Ergänzend zu den Sensoren gibt es von MediSense das Blutzucker-Management-System *Precision Link,* das aus einem PC-Softwareprogramm und einem Adapter mit Kommunikationsgerät zur Verbindung von PC und Sensor besteht. Damit können die letzten 125 Messungen abgerufen, grafisch aufbereitet und ausgewertet werden.
Das System stellt dem Arzt für das Therapiegespräch alle wichtigen Informationen auf einen Blick zur Verfügung und ist dabei weit präziser und übersichtlicher in der Darstellung als das übliche Diabetes-Tagebuch.

Noninvasive Blutzuckermessung

Inzwischen ist eine Methode der Blutzuckermessung ohne Blutentnahme entwickelt worden, bei der mit Hilfe von Licht die Konzentration des Blutzuckers gemessen wird. Leider ist das Gerät recht teuer und auch unhandlich, daher für den breiten Einsatz momentan nicht geeignet.

Wichtige Adressen für Diabetiker

Deutscher Diabetiker-Bund e.V.
Bundesgeschäftsstelle
Danziger Weg 1
58511 Lüdenscheid
Tel.: 0 23 51 / 98 91 53

Landesverbände und Mitgliedsorganisationen

Landesverband
Baden-Württemberg e.V.
Hauptstraße 71
74889 Sinsheim
Tel.: 0 72 61 / 1 27 62

Landesverband
Bayern e.V.
Liebherrstraße 5/IV
80538 München
Tel.: 0 89 / 22 73 41

Landesverband
Berlin e.V.
Mittelstraße 2
13585 Berlin
Tel.: 0 30 / 3 35 53 88

Landesverband
Brandenburg e.V.
Friedrich-Engels-Str. 35
14482 Potsdam
Tel.: 03 31 / 71 50 79

Landesverband
Bremen e.V.
Gröpelinger Heerstr. 386 b
28239 Bremen
Tel.: 04 21 / 6 16 43 23
Fax: 04 21 / 6 16 88 07

Landesverband
Hamburg e.V.
Von-Essen-Straße 85
22081 Hamburg
Tel.: 0 40 / 29 78 94

Landesverband
Hessen e.V.
Apfelgäßchen 9
34613 Schwalmstadt-Treysa
Tel.: 0 66 91 / 2 49 57

Landesverband
Mecklenburg-Vorpommern e.V.
Ahlbecker Str. 1/1201
18107 Rostock
Tel.: 03 81 / 71 51 45

Landesverband
Niedersachsen e.V.
Carlos-Grethe-Weg 4
27476 Cuxhaven
Tel.: 0 47 21 / 4 88 12

Landesverband
Nordrhein-Westfalen e.V.
Musfeldstraße 161–163
47053 Duisburg
Tel.: 02 03 / 66 64 00
Fax: 02 03 / 66 17 53

Landesverband
Rheinland-Pfalz e.V.
Heidelbergerfaßgasse 14
55116 Mainz
Tel.: 0 61 31 / 23 79 19
Fax: 0 61 31 / 23 79 11

Landesverband
Saarland e.V.
Hahnenstraße 24
66571 Eppelborn
Tel.: 0 68 81 / 74 38

Landesverband
Sachsen e.V.
Pflege- und Seniorenheim
Clara Zetkin
Fetscherstr. 111
01307 Dresden
Tel.: 03 51 / 4 45 17 77
Fax: 03 51 / 4 45 17 03

Landesverband
Sachsen-Anhalt e.V.
Altenburger Str. 21
06712 Zeitz
Tel.: 03 44 / 74 14 26
Fax: 03 44 / 74 14 32

Landesverband
Schleswig-Holstein e.V.
Kronshagener Weg 130 a
24116 Kiel
Tel./Fax: 04 31 / 18 00 09

Landesverband
Thüringen e.V.
Max.-Kolbe-Str. 47
99086 Erfurt
Tel.: 03 61 / 7 31 48 18

Arbeitskreis
der Pankreatektomierten e.V.
Krefelder Straße 52
41539 Dormagen
Tel.: 0 21 33 / 4 23 29
Fax: 0 21 33 / 4 23 91

Berliner Fördergemeinschaft
junger Diabetiker e.V.
General-Barby-Str. 71
13403 Berlin
Tel.: 0 30 / 4 12 62 39

Bundesverband
der Insulinpumpenträger e.V.
Reinekestraße 31
51145 Köln
Tel.: 0 22 03/2 58 62
Fax: 0 22 03 / 2 71 00

Förderkreis Eltern diabetischer
Kinder und Jugendlicher e.V.
Ochsenberg 23
67659 Kaiserslautern
Tel.: 06 31 / 4 24 22

Weitere Adressen

Bund diabetischer
Kinder und Jugendlicher
Deutscher Diabetiker-Verband
Hahnbrunner Straße 46
67659 Kaiserslautern
Tel.: 06 31 / 7 64 88

Deutsche Diabetes-Gesellschaft
Geschäftsstelle
Gilsingstraße 14
44789 Bochum
Tel.: 02 34 / 3 02 64 29

St. Vincent Deklaration
DiabCare Office
Deutsche Geschäftsstelle
Ledererstraße 10
80331 München
Tel.: 0 89 / 29 75 67

Österreichische
Diabetikervereinigung
Moosstraße 18
A-5020 Salzburg
Tel.: 06 62 / 82 77 22

Schweizerische
Diabetesgesellschaft
Forchstraße 95
CH-8032 Zürich
Tel.: 01 / 3 83 13 15

Literaturverzeichnis

Diabetes-Journal, offizielles Organ des Deutschen Diabetiker-Bundes, unter Mitarbeit der Deutschen Diabetes-Gesellschaft (erscheint monatlich). Verlag Kirchheim, Mainz.

Jörgens, V./Berger, M.:
Mein Buch über den Diabetes mellitus.
Verlag Kirchheim, Mainz.

Jörgens, V. u.a.:
Wie behandle ich meinen Diabetes.
Verlag Kirchheim, Mainz.

Prof. Dr. Leitzmann u.a.:
Vollwertküche für Diabetiker.
Falken-Verlag, Niedernhausen.

Mehnert, H./Standl, E.:
Ärztlicher Ratgeber für Diabetiker.
Thieme-Verlag, Stuttgart.

Petzold, R.:
Sprechstunde: Diabetes.
Gräfe & Unzer Verlag, München.

Sachsse, R./Sachsse, B.:
Diabetes im Kindes- und Jugendalter.
Verlag Kirchheim, Mainz.

Travis, L./Hürter, P.:
Einführungs-Kurs für Kinder und Jugendliche mit Diabetes.
Verlag Gerhards, Frankfurt.

Willms, B.:
Was ein Diabetiker alles wissen muß.
Verlag Kirchheim, Mainz.

Toeller, M./Schumacher, W./Groote, A. C./Klischan, A.:
Kochen und Backen für Diabetiker.
Falken-Verlag, Niedernhausen.

Toeller, M./Groote, A. C.:
Frau Oppler hat Diabetes.
Verlag Kirchheim, Mainz.

BE-Austausch-Tabelle für Diabetiker mit Kalorien-Angabe.
Verlag Kirchheim, Mainz.

Glossar

Acarbose: Ballaststoff und Quellmittel zur Bindung von Zucker im Darm

Adrenalin: Hormon der Nebennieren, führt zur Blutzuckererhöhung

Aminosäure: Baustein von Eiweißkörpern

Arteriosklerose: Gefäßverkalkung

Austauschtabelle: Tabelle KH-haltiger Nahrungsmittel, die mengenmäßig einer BE entsprechen und untereinander ausgetauscht werden können

Basalrate: Grundrate an Insulin

Basis-Bolus-Insulin-Regime: (BBIR) Kombination von Basalrate und Bolusgaben zur Imitation einer Insulinausschüttung wie bei Nicht-Diabetikern

BE = Broteinheit: Hilfsrechengröße zum Abschätzen von KH-haltigen Nahrungsmitteln; 1 BE = 12 g KH

Beta-Zellen: insulinproduzierende Zellen in der Bauchspeicheldrüse

Bolus: einmalige Gabe von kurzwirkendem Normal-Insulin

Chromosom: Baustein des Zellkerns, der die Erbmerkmale enthält

Cortisol: Hormon der Nebennierenrinde, das den Blutzuckerspiegel erhöht

Cyclamat: Kalorien- und KH-freies Süßungsmittel

Dawn-Phänomen: Morgendämmerungsphänomen. Blutzuckererhöhung in den frühen Morgenstunden

Dehydratation: Vorgang der Entwässerung

Dialyse: künstliche Blutwäsche

Disaccharid: Zweifachzucker

Eiweiß: lebensnotwendiger Bestandteil unserer Nahrung

Fett: energiereicher Bestandteil unserer Nahrung

Fructose: Fruchtzucker, der als Zuckeraustauschstoff im Rahmen eines Diätplanes angerechnet werden muß. 12 g entsprechen 1 BE

Gangrän: Fußbrand

Gegenregulation: Nach einer Unterzuckerung durch gegenregulatorische Hormone hervorgerufener Blutzuckeranstieg

Gestagen: Hormon, das in der 2. Zyklushälfte der Frau ausgeschüttet wird

Glukagon: Hormon der Bauchspeicheldrüse, das den Blutzukkerspiegel erhöht

Glukosesensor: kontinuierliche Blutzuckerbestimmung mit Hilfe eines Glukosefühlers

Glukosetoleranz-Test: Überprüfung einer diabetischen Stoffwechsellage mit 75 bzw. 100 g Zucker-Sirup

Guar: Ballaststoff und Quellmittel zur Zuckerbindung im Darm

Glykogen: Speicherform des Zuckers in der Leber

Harnsäure: Abbauprodukt von Zellbestandteilen

Harnstoff: stickstoffhaltiges Abbauprodukt, das über die Niere ausgeschieden wird

HbA1: Verzuckerung des roten Blutfarbstoffs Hämoglobin – Beurteilung der Stoffwechseleinstellung, rückwirkend in den letzten 6 bis 8 Wochen

HbA1C: Untergruppe von HbA1. Der Wert dient ebenfalls der Verlaufskontrolle der Blutzuckereinstellung

HPL: Placentahormon, das zur Blutzuckererhöhung bei der Frau führt

Hyperglykämie: Überzuckerung

Hypoglykämie: Unterzuckerung

Immunsupressivum: Medikament zur Unterdrückung der Antikörperbildung

Inselzellen: hormonproduzierende Zellen der Bauchspeicheldrüse

Insulinrezeptor: Aufnahmeorgan für Insulin an der Zelle

Insulinresistenz: Wirkverlust von Insulin

Intensivierte konventionelle Insulintherapie (ICT): mehrmalige Insulininjektion pro Tag mit individuellen Mischungen von Normal- und Verzögerungsinsulin

Intermediärinsulin: Verzögerungsinsulin mit einer durchschnittlichen Wirkdauer von 12 bis 14 Stunden

Kalorienfaktor: individueller Wert zur Berechnung des Kalorienbedarfs, liegt je nach körperlicher Aktivität zwischen 30 und 40 kg Körpergewicht

Kapillare: Bluthaargefäß

Katecholamine: Hormone der Nebenniere (Adrenalin, Noradrenalin), die zur Blutzuckererhöhung führen

Ketone: Abbauprodukte von körpereigenen Fetten z. B. Aceton

KE: Abkürzung für „Kohlenhydrateinheit" in Österreich

KHE: Abkürzung für „Kohlenhydrateinheit" in den neuen Bundesländern

Kohlenhydrate (KH): Nahrungsbestandteil, der aus Zuckerbausteinen aufgebaut ist (s.a. Broteinheit, BE)

Kreatinin: stickstoffhaltiges Abfallprodukt des Organismus, wird über die Nieren ausgeschieden

Laserkoagulation: Verschweißung der Netzhaut mittels energiereicher Strahlen

Makroangiopathie: Durchflußstörung des Blutes in den großen Gefäßen

Metformin: Medikament zur Senkung des Blutzuckers bei Typ II-Patienten

Mikroangiopathie: Durchflußstörung des Blutes in den kleinen Gefäßen

Mischinsulin: von der Industrie vorgefertigtes Insulin, bestehend aus Normal- und Verzögerungsinsulin

Monosaccharid: Einfachzucker

Nephropathie: Erkrankung der Niere

Netzhaut: Innenschicht des Auges, die uns das Sehen ermöglicht

Neuropathie: Erkrankung der Nerven

Nierenschwelle: individueller Grenzwert, bei dem die Niere Zucker mit dem Harn ausscheidet

Noradrenalin: Hormon der Nebenniere, führt zur Blutzuckererhöhung

Normalinsulin: schnell wirkendes Insulin. Wirkungsbeginn nach 5 bis 10 Min. und einem Wirkmaximum nach 1 bis 2 Stunden; Wirkdauer ca. 4 Stunden

Normoglykämie: Blutzuckerwerte im Normbereich

Oestriol: Schwangerschaftshormon, erhöht den Blutzucker

Oestrogen: weibliches Hormon, das den Blutzuckerspiegel erhöht

Pankreas: Bauchspeicheldrüse

Placenta: Mutterkuchen

Polydypsie: vermehrtes Durstgefühl

Polyneuropathie: Schädigung der Nerven

Polysaccharid: Vielfachzucker

Polyurie: vermehrtes Wasserlassen

Progesteron: weibliches Hormon, das den Blutzuckerspiegel erhöht

Protein: Eiweißkörper

Remissionsphase: zwischenzeitliche Besserung der Stoffwechsellage nach Ausbruch des Diabetes Typ I

Retinopathie: Erkrankung der Netzhaut

Saccharin: kalorien- und KH-freier Süßstoff

Sammelurin: gesammelte Urinmenge über einen bestimmten Zeitraum

Sorbit: Zuckeraustauschstoff, der bei der Erstellung und Berechnung des Diätplanes einbezogen wird

Spontanurin: nach einem bestimmten Zeitraum spontan gelassener Urin

Sulfonyl-Harnstoff: Medikament, das in der Bauchspeicheldrüse Insulin mobilisiert

Transplantation: Organverpflanzung

Verzögerungsinsulin (Intermediärinsulin): Insulin mit einem langsamen Wirkungseintritt und einer Wirkungsdauer von 12 bis 18 Stunden

Register

Mensch und Gesundheit

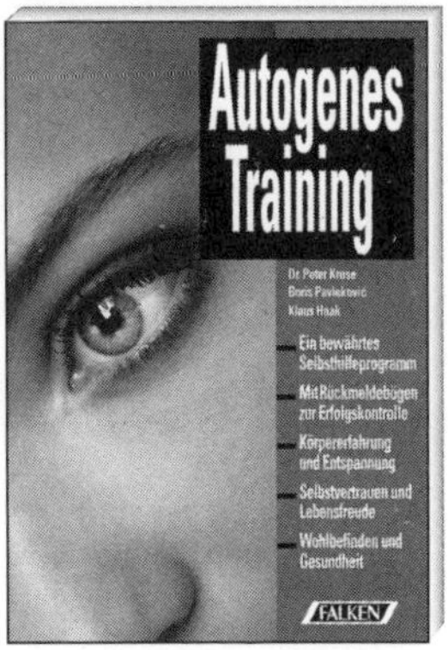

Autogenes Training
Von P. Kruse, B. Pavlekovic, K. Haak – 118 S., kart., durchgehend zweifarbig.
ISBN: 3-8068-**1278**-0
Preis: DM 24,90; öS 185,–; sFr. 24.90

In diesem Buch wird der Wechselwirkung zwischen Körper und Seele ebenso breiter Raum gewidmet wie den Basisübungen des autogenen Trainings. Dieses Grundwissen wird anhand verschiedener Alltagssituationen in die Praxis umgesetzt.

FALKEN VIDEO
TELE-Rückenschule
VHS, ca. 60 Minuten, in Farbe, mit Begleitbroschüre
ISBN: 3-8068-**6108**-0
Preis: DM 49,95; öS 399,–; sFr. 49.90
(unverbindliche Preisempfehlung)

Dieser Videokurs gibt zahlreiche Vorsorgetips und zeigt mit speziellen Übungsformen das Training der vernachlässigten Rückenmuskulatur. So wird die Haltung sichtbar verbessert, und mit dem Schutz vor neuen Rückenschmerzen geht eine Steigerung des Selbstbewußtseins einher.

Blütentherapie nach Dr. Bach
Von I. Wenzel – 104 S., kart., durchgehend zweifarbig.
ISBN: 3-635-**60019**-9
Preis: ca. **DM 12,90**; öS 95,–; sFr. 12.90

Das Buch informiert über die erstaunlichen Wirkungsweisen verschiedener Blüten und zeigt die vielfältigen Einsatzmöglichkeiten bei der Behandlung.

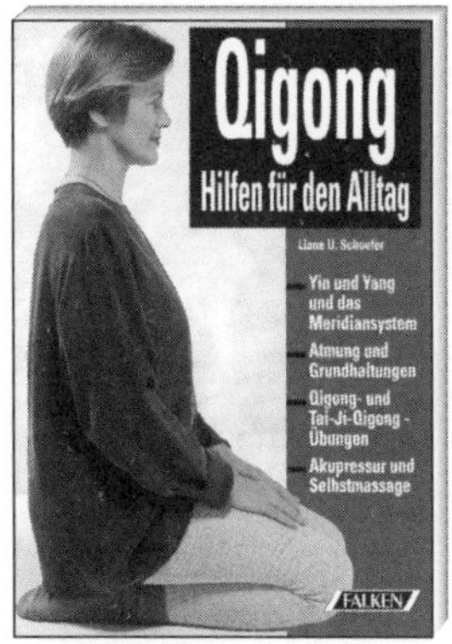

Qigong. Hilfen für den Alltag
Von L. U. Schoefer – 96 S., kart., durchgehend vierfarbig, 140 Fotos, 15 Zeichnungen.
ISBN: 3-8068-**1316**-7
Preis: DM 19,90; öS 148,–; sFr. 19.90

Qigong ist eine chinesische Bewegungs- und Atemtherapie, die es leicht macht, in der Hektik unserer Zeit zu mehr Ruhe, Gelassenheit und Gesundheit zu finden.

Aromatherapie
Gesundheit und Entspannung durch ätherische Öle
Von K. Schutt – 96 S., kart., 40 zweifarbige Abbildungen.
ISBN: 3-8068-**1131**-8
Preis: DM 14,90; öS 110,–; sFr. 14.90

Alles über bewährte Heilkräuter und Essenzen sowie ihre Wirkung auf Körper und Psyche. Anleitungen zum Sammeln, Anbauen und Lagern der Pflanzen. Die Rezepturen ermöglichen es, Duftöle selbst herzustellen. Mit vielen Tips zum Kochen mit natürlichen Aromen.

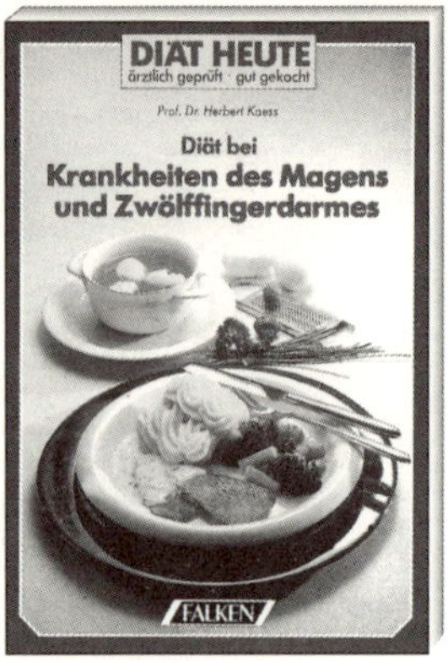

DIÄT HEUTE
Diät bei Krankheiten des Magens und des Zwölffingerdarms
Von H. Kaess, B. Zöllner – 96 S., kart., 35 Farbfotos.
ISBN: 3-8068-**3201**-3
Preis: DM 16,90; öS 125,–; sFr. 16.90

Mit sachkundigen Informationen zu den häufigsten Magen- und Zwölffingerdarmerkrankungen und umfassenden Erläuterungen der Diätprinzipien. Abwechslungsreicher Rezeptteil mit Berechnungstabellen für die wichtigsten Inhaltsstoffe.

Weitere Titel aus dieser Reihe:

3202-1 Diät bei Herzkrankheiten und Bluthochdruck
3203-X Diät bei Erkrankungen der Nieren, Harnwege und bei Dialysebehandlung
3205-6 Diät bei Gicht und Harnsäuresteinen
3206-4 Diät bei Zuckerkrankheit
3207-2 Diät bei Krankheiten der Gallenblase, Leber und Bauchspeicheldrüse

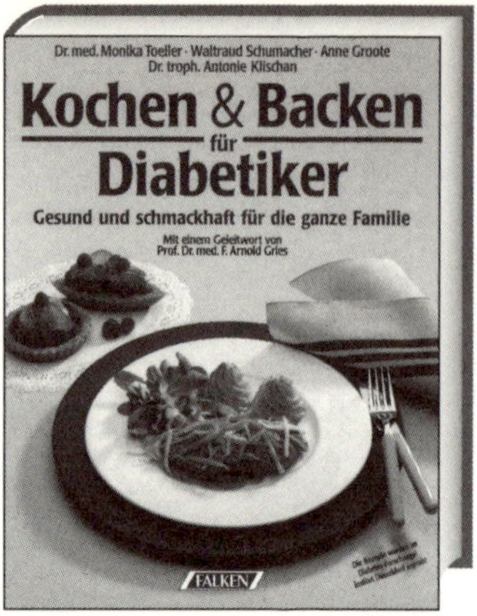

Kochen und Backen für Diabetiker
Von M. Toeller, W. Schuhmacher, A. Groote, A. Klischan – 176 S., geb., 184 Farbfotos.
ISBN: 3-8068-**4467**-4
Preis: DM 39,90; öS 295,–; sFr. 39.90

Über 230 schmackhafte Rezepte nicht nur für die Betroffenen, sondern für die ganze Familie.

Gerichte für Diabetiker
Von M. Oehlrich – ca. 128 S., kart., erscheint November 1995.
ISBN: 3-635-**60033**-4
Preis: ca. **DM 14,90;** öS 110,–; sFr. 14.90

Attraktive Rezepte für leckere Gerichte zeigen: Diät muß nicht fade sein.

Backen ohne Zucker
Von H. Erkelenz – ca. 128 S., kart., erscheint April 1996.
ISBN: 3-635-**60098**-9
Preis: ca. **DM 12,90;** öS 95,–; sFr. 12.90

Alles über alternative Süßungsmittel und den Umgang mit Fruchtzucker.

Kochen und Backen bei Nahrungsmittel-Allergien
Von C. Thiel, A. Ilies – 128 S., geb., 90 Farbfotos.
ISBN: 3-8068-**4745**-2
Preis: DM 39,90; öS 295,–; sFr. 39.90

So vermeidet man allergische Reaktionen durch Verwendung unbedenklicher Zutaten.

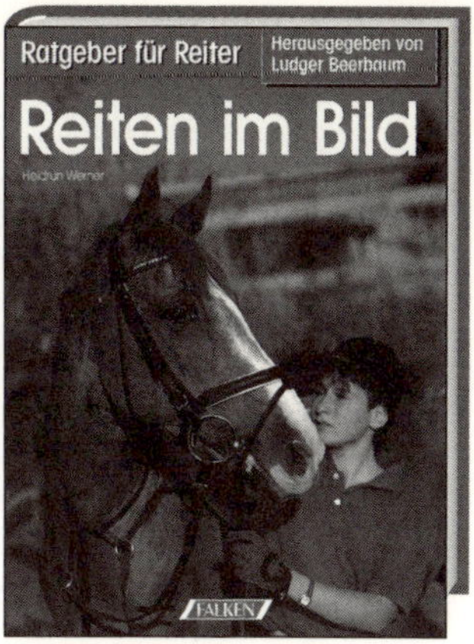

Ratgeber für Reiter
Reiten im Bild
Von H. Werner – 128 S., geb., 142 Farbfotos, 104 Farbzeichnungen.
ISBN: 3-8068-**4847**-5
Preis: DM 29,90; öS 220,–; sFr. 29.90

Umfassend: die Grundausbildung des Reiters in Springen, Dressur und Geländeritt. Anschaulich: Über 240 Abbildungen zeigen, wie es gemacht wird.

Weitere Titel:
4792-4 Reiten im Geände
4797-5 Ich will reiten lernen
1556-9 Fit im Sattel
4716-9 Reiten auf Gangpferden
2322-7 Reiten

Golf
Neue Wege zum erfolgreichen Spiel
Von O. Heuler – 144 S., geb., 246 Farbabbildungen.
ISBN: 3-8068-**4509**-3
Preis: DM 59,90; öS 440,–; sFr. 59.90

Dem Anfänger werden Elementarkenntnisse zu Technik und Taktik des Golfspiels vermittelt, der Fortgeschrittene erhält Ratschläge zur Weiterentwicklung und Festigung seines Spiels. Fotoserien vom Golfplatz helfen beim Erlernen der richtigen Spieltechnik.

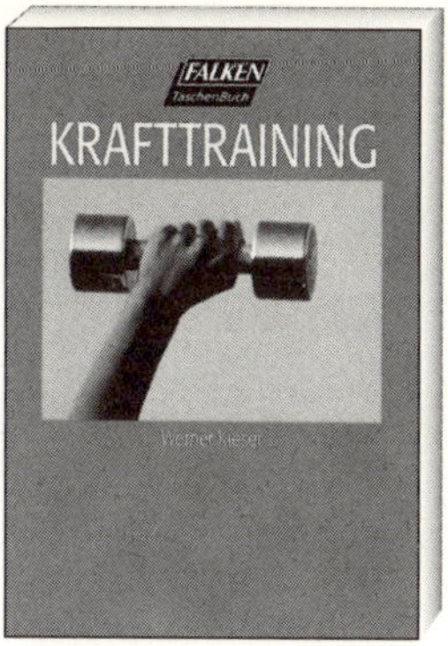

Krafttraining
Von W. Kieser – 104 S. kart., mit Illustrationen
ISBN: 3-635-**60011**-3
Preis: DM 12,90; öS 95,–; sFr. 12.90

Die praxisnahen Trainingspläne ermöglichen ein problemloses Anpassen der einzelnen Übungen an individuelle Bedürfnisse.

Gesund und fit durch Gymnastik
Hrsg. U. Birkner – 88 S., kart.
ISBN: 3-8068-**1547**-X
Preis: DM 12,90; öS 95,–; sFr. 12.90

Das Buch enthält Gymnastikprogramme für Frauen, die fit, gesund und aktiv sein möchten. Sie finden über 100 präzise erläuterte und durch Fotos veranschaulichte Übungen, die nach Körperzonen geordnet sind.

Streetball
Technik, Taktik, Spiel
Von J. Benzler, T. Paganetti – 80 S., kart., 44 Fotos, 39 Farbzeichnungen, durchgehend vierfarbig.
ISBN: 3-8068-**1465**-1
Preis: DM 19,90; öS 148,–; sFr. 19.90

Streetball ist in! Die vereinfachte Variante des Basketballspiels erfreut sich unter Jugendlichen größter Beliebtheit. Kampagnen der Sportartikelindustrie und öffentlich ausgetragene Wettkämpfe sorgen für Aufsehen.

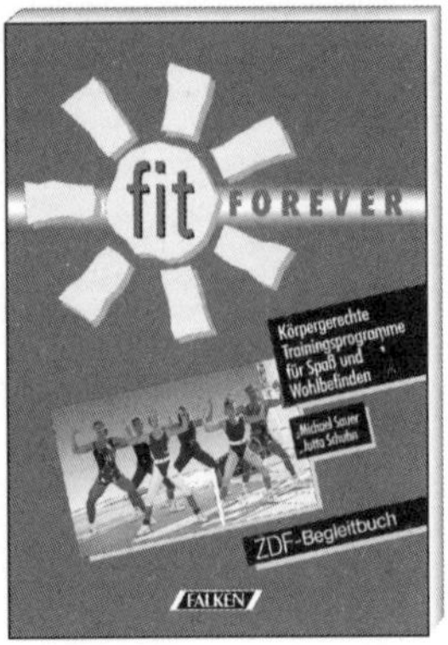

Fit forever
Körpergerechte Trainingsprogramme für Spaß und Wohlbefinden
Von M. Sauer, J. Schuhn – 112 S., kart., zahlr. Fotos, durchg. vierfarbig.
ISBN: 3-8068-**1602**-6
Preis: DM 19,90; öS 148,–; sFr. 19.90

Übungen zur Verbesserung von Ausdauer, Kraft und Beweglichkeit nach aktuellsten Forschungsergebnissen aus der Sportmedizin. Jeder kann ohne Risiko mittrainieren und sich „fit forever" halten.

Aktiv und gesund
Wirbelsäulengymnastik
Von L. Keller – 40 S., kart., 109 Farbfotos, 8 Ausklapptafeln.
ISBN: 3-8068-**1246**-2
Preis: DM 29,90; öS 220,–; sFr. 29.90

Rückentraining und Wirbelsäulengymnastik stärken das Rückgrat. Dieses Buch gibt praktische Anleitungen für korrekte Körperhaltung, gesunden Freizeitsport und beinhaltet wirkungsvolle Übungsprogramme.

Aktiv und gesund
Fitneßtraining
Von M. Schreiber – 32 S., Spiralbindung, 84 Farbfotos.
ISBN: 3-8068-**1245**-4
Preis: DM 29,80; öS 220,–; sFr. 29.90

Das Buch bietet ein maßgeschneidertes Trainingsprogramm für Frauen, die zu Hause und ohne großen Geräteaufwand etwas für Figur und Gesundheit tun wollen.

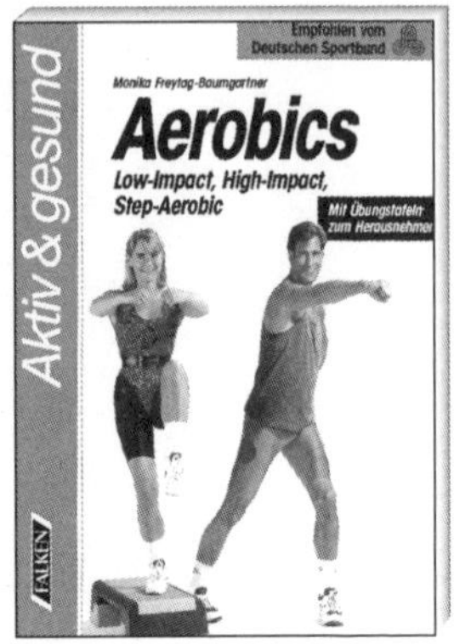

Aktiv und gesund
Aerobics
Von M. Freytag-Baumgartner – 44 S., Spiralbindung, 84 Farbfotos, 8 Ausklapptafeln.
ISBN: 3-8068-**1421**-X
Preis: DM 29,90; öS 220,–; sFr. 29.90

Mit Low-Impact, High-Impact und Step-Aerobic werden die wichtigsten Trainingsformen dieser beliebten Gymnastikart ausführlich in Wort und Bild dargestellt.

Bodybuilding für Frauen
Von E. Wanghofer – 88 S., kart., zahlreiche Abbildungen.
ISBN: 3-8068-**1510**-0
Preis: DM 12,90; öS 95,–; sFr. 12.90

Auf dem Weg zur Idealfigur kann Bodybuilding eine wertvolle Hilfe sein. Das Buch stellt speziell für Frauen geeignete Übungsprogramme vor.

Fit und gesund
Von S. Starischka, F.-J. Bredel – 112 S., kart., durchgehend vierfarbig.
ISBN: 3-8068-**1555**-0
Preis: DM 19,90; öS 148,–; sFr. 19.90

In diesem Buch zeigen renommierte Sportwissenschaftler, wie man mit Hilfe von Heimtrainingsgeräten fit und gesund bleibt. Professionelle Trainingsprogramme geben wertvolle Anregungen für Anfänger und Fortgeschrittene.